BESSERE TRÄUME

BESSERE TRÄUME

STÄRKE DEIN **UNTERBEWUSSTSEIN** FÜR EIN-
EN GESUNDEN **SCHLAF**

BY

KURT GASSNER

My-mindguide.com

Bessere Träume
Kurt Gassner

First Edition, 2022

Impressum
My-mindguide – The publishing trademarke of trendguide Capital GmbH, Klenzestr. 42a, 80469 Munich, Germany.

Reg. Nr. HRB Munich 206639, VAT 152 123 159, CEO: Kurt Friedrich Gassner
Web: www.my-mindguide.com, mail: gassner@my-mindguide.com

Paperback ISBN: 978-3-949978-76-0
Hardback ISBN: 978-3-949978-77-7

„Die Wahrheit selbst kann nur durch tiefste Meditation und Bewusstheit erreicht werden.“

-Buddha-

Widmung

An alle, die Probleme mit dem Schlafen haben. Workaholics, Nachtschwärmer und Menschen, die irgendwann in ihrem Leben eine Zeit durchlebt haben, in der guter Schlaf unerreichbar war. Und die glaubten, sie seien allein oder hoffnungslos.

Inhaltsübersicht

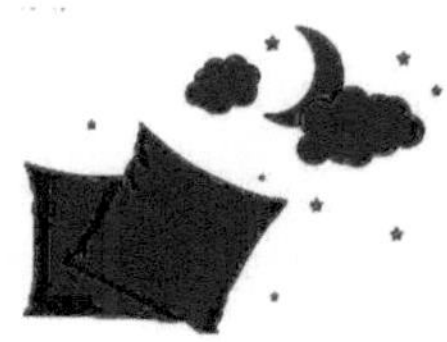

Einführung

Das Geheimnis des Schlafs ist seit der Entwicklung des Menschen zum Homo sapiens Gegenstand zahlreicher Studien und Untersuchungen gewesen. Die Schlafgewohnheiten vieler Menschen wurden wissenschaftlich erforscht, indem Verhaltensweisen im Zusammenhang mit Schlaffunktionen beobachtet wurden. Obwohl wichtige Entdeckungen über den Schlaf gemacht worden sind, hat die Frage, warum wir schlafen, bis heute mehrere Theorien hervorgebracht.

Dies werde ich in diesem Buch auf der Grundlage meiner mehr als 40-jährigen Erfahrung als Werbeberater mit Kunden aller Art erläutern. Während meiner beruflichen Laufbahn hatte ich Gelegenheit, Hunderte von Persönlichkeiten zu beobachten, und ich habe unzählige Hinweise auf persönliche Konflikte erhalten.

Diese engen Kontakte zu Menschen mit unterschiedlichem Status – von Arbeitern bis hin zu Managern in hohen Positionen – waren ausschlaggebend dafür, dass ich eine Gemeinsamkeit feststellte: Sie schliefen nicht gut und verharmlosten die Tatsache, dass sie sich nicht genug oder nicht gut ausruhten. Aus diesem Grund und in Bezug auf das, was ich beobachtete, lebten sie unter ständigem Stress. Diese Untersuchungen haben mich dazu veranlasst, mit meiner Forschung über den Schlaf zu beginnen. Mein Ziel ist es, die folgenden Fragen zu beantworten: 1) Wie wichtig ist Schlaf, und wie wird die geistige Leistungsfähigkeit durch schlechte Schlafgewohnheiten beeinträchtigt? und 2) Wie hängt guter Schlaf mit Erfolg zusammen?

Ich möchte dir bei dieser Gelegenheit dafür danken, dass du diese Seiten gelesen hast. In sie habe ich das einfließen lassen, was ich in 40 Jahren Erfahrung als Kreativdirektor, Inhaber von Werbeagenturen in München, Wien, Kitzbühel, USA, Los Angeles, Netch Creative und als Berater gelernt habe. In diesen Positionen hatte ich mit zahllosen Menschen zu tun und hatte die Gelegenheit, ihre häufigsten Beschwerden zu analysieren und ihnen zuzuhören: „Ich bin sehr müde"; „Ich habe höchstens vier oder fünf Stunden geschlafen"; „Stress und Verantwortung halten mich nachts wach!"

Während meiner Beratertätigkeit befand ich mich gelegentlich in der gleichen Situation. Also beschloss ich zu erforschen, warum Manager, Menschen in Verwaltungspositionen, Hausfrauen, Künstler, Sportler oder Filmstars – auf lange Sicht – Schlafstörungen entwickeln. Schließlich lernte ich Hypnotherapie und Meditation kennen – Praktiken, die zu den Yoga-Gewohnheiten hinzukamen und verhinderten, dass diejenigen, die diese Gewohnheiten ausübten, in der Statistik der Menschen mit Schlafproblemen auftauchten.

Jahrelang habe ich untersucht, wie der Geist uns helfen oder schaden kann. Er hat die Macht, falsche Überzeugungen zu zerstören und positive in unserem Unterbewusstsein zu installieren. Die Bedeutung des gegenwärtigen Augenblicks und der Achtsamkeit können meine Theorie bestätigen: Ein gesunder Schlafrhythmus, Meditation, Hypnotherapie und körperliche Pflege (in meinem Fall Yoga) sind unverzichtbare Werkzeuge, um dein Potenzial voll auszuschöpfen und deine wichtigsten Ziele zu erreichen.

Das ist das Ergebnis: ein Kompendium des Wissens unter dem Mikroskop der Wissenschaft. Dieselbe Wissenschaft hat den menschlichen Geist als Drehscheibe erkannt, die all unsere Emotionen beherbergt. Sie verarbeitet die Art und Weise, in der sie die täglichen Entscheidungen, die wir treffen, beeinflussen.

Wenn du dieses Buch zu Ende gelesen hast, wirst du ein mächtiges Werkzeug in den Händen halten. Du wirst verstehen, wie wichtig es ist, gut und richtig zu schlafen. Du wirst wissen, welche Schlafphasen es gibt und was zu tun ist, um echte Ruhe zu finden.

Du wirst verstehen, was mit deinem physischen und mentalen Körper passiert, wenn du nicht genug Ruhe bekommst. Die Folge: Du bist schlecht gelaunt, reizbar und hast keine Lust, etwas zu erreichen. Du wirst lernen, wie Schlafunterbrechungen dich davon abhalten, glücklich zu sein. Das führt zu Symptomen, die Herzkomplikationen, Diabetes, einen unregelmäßigen Stoffwechsel und chronische Depressionen hervorrufen können.

Ich kann dir versichern, dass alle Probleme, die du aufgrund von Schlafmangel hast, behoben werden können. Ich werde dir zeigen, wie Hypnotherapie, Meditation und gesunde Gewohnheiten mir geholfen haben und mich zum Erfolg geführt haben. Ich bin der Schöpfer meiner eigenen Marke und der Autor mehrerer Selbsthilfebücher. Aber besonders stolz bin ich darauf, dass ich Tausenden von Menschen helfen konnte, ihr Leben durch richtige Ruhe und selbstsichernde Gedanken zu stabilisieren.

Begleite mich und gestatte mir, dir die Wege zu zeigen, die ich gegangen bin. Ich bin Ziele angegangen, die unmöglich schienen – aber Ziele, die mich schließlich zu einer zufriedenstellenden Position im Leben geführt haben. Ich kann und möchte diese unbegrenzten Ressourcen mit dir teilen. So entdeckst du die vielen Möglichkeiten in dir, um dich und dein Leben zu verbessern.

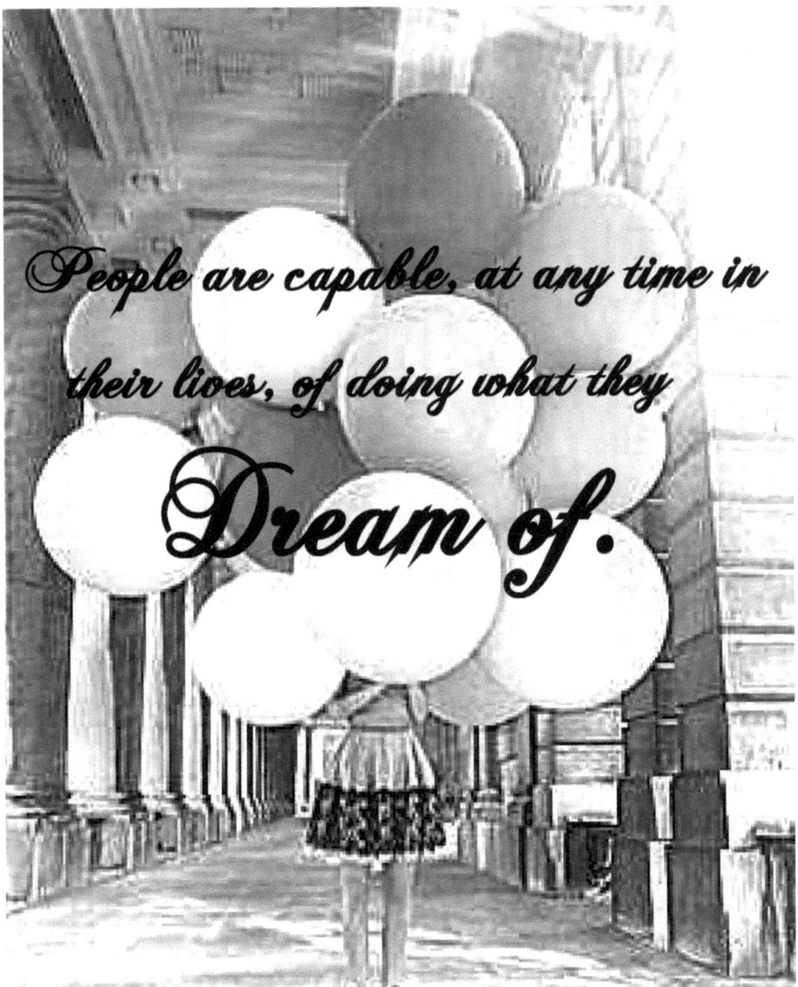
People are capable, at any time in
their lives, of doing what they
Dream of.
My-mindguide.com

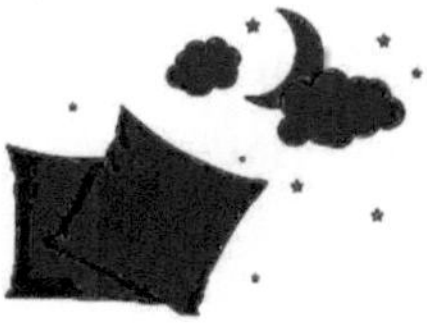

Kapitel 1

Die Kraft des guten und produktiven Schlafs

Unterbewusst

Die Macht unseres Geistes geht über die bloße Erzeugung von Gedanken hinaus. Unser Geist ist viel größer und mächtiger, als wir uns vorstellen können.

In den Tiefen unseres Geistes, unterhalb des Bewusstseins, gibt es ein für das bloße Auge unsichtbares Universum. Dort vergraben wir unsere Ängste, Unsicherheiten und unsere wertvollsten Träume und Illusionen. Dies ist unser Unterbewusstsein oder unbewusstes Denken. Obwohl das Unterbewusstsein lange Zeit von einem geheimnisvollen Mantel umgeben war, gibt es jetzt Techniken, mit denen wir diese Ebene des Geistes erreichen können, um unser psychologisches Gleichgewicht zu verbessern und unsere Ziele zu erreichen.

Der Geist (bewusst und unbewusst) ist variabel und bei jedem Menschen einzigartig, abhängig von den Stimmungen und Gefühlen des Einzelnen. Er reagiert auf die Informationen, denen er ausgesetzt ist. Wenn er sie verarbeitet, nimmt er sie auf und füllt den Menschen mit Wissen, das oft negativ oder pragmatisch ist.

WIE VIELE VERSTÄNDE GIBT ES IN UNS?

Der bewusste Verstand: Im bewussten Verstand entwickelt sich die Intelligenz. So erlangen wir Wissen und können Entscheidungen auf der Grundlage logischer Analysen treffen. In vielen Fällen greift das Bewusstsein auf gespeicherte Erinnerungen zurück. Da es sich im Laufe der Zeit weiterentwickelt, haben wir immer mehr Erinnerungen, die wir speichern und festhalten können.

Das Unterbewusstsein: Es ist der emotionale Verstand. Es wird von Freude, Gefühlen (Liebe, Hass) und dem Herzen geleitet. Die Dinge, die wir jeden Tag tun und denken, stellen eine neuronale Beziehung zum Unterbewusstsein her.

Wenn wir zum Beispiel die Anordnung der Möbel in unserem Wohnzimmer oder irgendwo im Haus ändern, brauchen wir mehr als einen Tag, um uns mit der neuen Anordnung vertraut zu machen. Dies geschieht, weil die neuronale Verbindung gestärkt wurde und wir unbewusst wussten, wo jedes Möbelstück zuvor platziert war. Das Gleiche gilt für Gefühle: Wenn wir uns daran gewöhnen, Zeit mit einer anderen Person zu verbringen, stärkt unser Unterbewusstsein die neuronalen Verbindungen zu dieser Person. Dieses Verhalten gilt auch für Haustiere und Gegenstände.

Das Unterbewusstsein hat auf eine Weise Zugang zu deinen Erinnerungen, die dem bewussten Verstand nicht zugänglich ist. Erinnerungen, von denen du glaubst, dass du sie vergessen hast, können ins Bewusstsein zurückgebracht werden, wenn du Zugang zu ihnen hast. Diese Erinnerungen sind gespeichert und können durch einen Klang, ein Bild oder sogar einen Geruch hervorgerufen werden.

Das Unbewusstsein: Es ist das primitivste Bewusstsein – es speichert alle Erfahrungen, die unsere Spezies gemacht hat. Seit den Anfängen der Menschheit ist das Unbewusstsein für die Regulierung unserer physiologischen Funktionen wie Atmung, Herzschlag und Blutkreislauf verantwortlich.

Jetzt verstehst du die innere Funktionsweise deines Geistes und die Art und Weise, wie er entstanden ist. In diesem Kapitel sprechen wir speziell über das Unterbewusstsein, weil es Aspekte gibt, die durch es in dein Bewusstsein projiziert werden, d. h. es dreht sich darum, wie du dich fühlst, wie du handelst, was du fürchtest oder was dir gefällt.

Du kannst dein Unterbewusstsein als Werkzeug nutzen, um Probleme zu lösen und sogar deine Kreativität anzuregen.

Dein Unterbewusstsein arbeitet den ganzen Tag über, es hört nie auf – egal, ob du wach bist oder schläfst. Aber wenn du schläfst, übernimmt es vollständig die Kontrolle. Befreit von den Einflüssen des täglichen Lebens und von äußeren Reizen, verfügt dein Unterbewusstsein über fast alle Ressourcen deines Gehirns, wenn du schläfst.

Das heißt, du musst richtig schlafen. Wenn du deine Schlaflosigkeit oder eine andere Schlafstörung noch nicht in den Griff bekommen hast, empfehle ich dir, dies zuerst zu tun.

In diesem Buch findest du verschiedene Tipps, die dir helfen, einen erholsamen Schlaf zu finden. Denke daran, dass ein unruhiger Geist nicht so leicht zu kontrollieren ist.

WISSEN, WAS PASSIERT, WÄHREND DU SCHLÄFST

Das Gehirn erfährt wichtige Aktivitäten im Zusammenhang mit der Schlaffunktion. Diese Aktivität hört jedoch nicht auf, nur weil der menschliche Körper schläft. Im Gegenteil, wenn wir schlafen, wird eine Reihe von Mechanismen in Gang gesetzt, um eine sehr wichtige Aufgabe zu erfüllen: den Schlaf.

Konkret werden im Schlaf eine Reihe von Gehirnaktivitäten ausgelöst. Dies ist messbar, denn diese Aktivitäten sind nichts anderes als elektrische Impulse, die mit einem Enzephalogramm sichtbar gemacht werden können.

Wenn wir wach sind, lassen sich zwei Arten von Wellen erkennen:

- Beta-Wellen oder Beta-Aktivität. Dabei handelt es sich um unregelmäßige und schnelle Wellen, die auftreten, wenn die Person auf ihre Umgebung achtet.
- Alphawellen oder Alpha-Aktivität, ein Muster, das bei einer Person in Ruhe auftritt.

Im Schlaf beginnt das Gehirn, bestimmte Wellen auszusenden, die im Wachzustand nicht sichtbar sind. Diese Wellen werden in Phasen unterteilt:

- Phase 1: Die Alphawellen werden durch Wellen abgelöst, die als Theta bezeichnet werden. Es handelt sich um tiefe, niederfrequente Wellen, die einen Zustand extremer Entspannung und Schläfrigkeit anzeigen.

- Phase 2: Der Mensch ist bereits eingeschlafen, und die Arbeit des Gehirns in dieser Phase führt zur Entstehung des Sigma-Rhythmus (auch Schlafspindeln genannt) und des K-Komplexes (eine breite, negative Welle, gefolgt von einer kleinen, positiven Welle). Es handelt sich um eine Phase des leichten Schlafs, aus der man leicht wieder aufwachen kann.

- Die Phasen drei und vier: Dies sind die Tiefschlafphasen, die als Langsamschlaf (Deltawellen) bezeichnet werden. In diesen Phasen kann sich das Gehirn ausruhen und von der Müdigkeit des Tages erholen. Diese Phase hat eine erholsame Funktion und dauert etwa 30 Minuten.

- Die REM-Phase tritt etwa 90 Minuten nach dem Tiefschlaf ein. Im Laufe einer Nacht (wenn man mindestens acht Stunden schläft) kann man vier bis fünf REM-Phasen erleben.

Das Verständnis der verschiedenen Schlafphasen ist von entscheidender Bedeutung, wenn du lernen willst, wie du die Vorteile jeder Phase nutzen kannst. Tausende von Wissenschaftlern und mehrere Forschungsarbeiten, die seit den 1960er-Jahren durchgeführt wurden, haben Folgendes ergeben. Die Phase, in der das Unterbewusstsein am ehesten beobachtet und sogar verändert werden kann, ist die Phase 1, in der Alphawellen messbar sind: Ihre Frequenz liegt zwischen acht und vierzehn Hertz. Eine Person, die eine anstrengende Arbeit beendet hat und sich Zeit zum Ausruhen nimmt, kann in einen Alpha-Zustand eintreten.

Dies ist der Zustand für die Meditation und ideal für die Hypnotherapie. Es ist ein Zustand, in dem du auf Gedanken und Erinnerungen zugreifen kannst, die dein Verstand im bewussten Zustand normalerweise blockieren würde. In diesem Zustand kannst du die fehlerhafte Software (einschränkende Glaubenssätze), die dich an der Verwirklichung deiner Ziele hindert, installieren und deinstallieren. Schauen wir uns einfache Techniken an, um das Unterbewusstsein freizulegen, damit du seine Vorteile nutzen kannst.

UMPROGRAMMIERUNG DES UNTERBEWUSSTSEINS

Die Neuprogrammierung deines Geistes durch dein Unterbewusstsein bedeutet, dass negative Gewohnheiten, die sich in dir festgesetzt haben, beseitigt werden. Dieser Mentalitätswandel oder die Installation einer neuen mentalen Software wird die Richtung deines Lebens ändern und es dir ermöglichen, dich weiterzuentwickeln. Dabei kannst du den richtigen Weg wählen oder den Weg, der dir und deinen Zielen am besten dient. Es ist nicht leicht, Gewohnheiten zu ersetzen, die sich über Jahre hinweg in deinem Geist festgesetzt haben. Vor allem in der Anfangsphase kann es in deinem Unterbewusstsein Widerstände geben. Du musst weitermachen und ausharren. Nur so kannst du deutliche Fortschritte machen.

Du kannst dein Unterbewusstsein umprogrammieren, während du schläfst. Einige der zuverlässigsten Techniken dafür sind die folgenden:

Konzentriere dich auf deine Atmung

Diese Übung hilft dir, dich zu entspannen und ist die Grundlage jeder Meditation. Sie dient der Aufrechterhaltung des Geistes und des physischen Körpers und bringt dich dem

Alpha-Zustand näher. Dies sollte zur Gewohnheit werden, vor allem, wenn du Probleme mit dem Schlafen hast. Die Konzentration auf die Atmung ist der erste Schritt, um Zugang zu deinem Unterbewusstsein zu bekommen.

Autosuggestion

Sobald du entspannt im Bett liegst, lenke deinen Geist auf deine neue Gewohnheit oder dein Ziel. Eine Suggestion ist eine Botschaft deines Bewusstseins an dein Unterbewusstsein. Sie stimuliert es, die positiven Aspekte deiner neuen Normen zu akzeptieren und sie allmählich zu einem Teil deiner Persönlichkeit zu machen. Dies ist eine persönliche Angelegenheit, da Ziele und Zielsetzungen bei jedem Menschen einzigartig sind. Du solltest dir so viel Zeit nehmen, wie du brauchst, um deine Absichten, Wünsche und deine Dankbarkeit zu formulieren. Auf diese Weise kannst du ein positives Ergebnis sicherstellen. Wiederhole die Botschaft(en) für dich selbst, wenn der Tiefschlaf einsetzt. Nur durch wiederholte Suggestionen wird der Ansatz die gewünschten Ergebnisse bringen.

Positiv formulieren und bekräftigen

Das Lesen einer Aussage, die du kurz vor dem Einschlafen verfasst hast, hilft, eine Idee in deinem Geist zu verankern. Das Unterbewusstsein wird während des Schlafs weiter an dieser Aussage arbeiten. Allerdings muss dies auf die richtige Weise geschehen: Konzentriere dich auf den Bereich in deinem Leben, der am meisten Stabilität braucht. Füge deinen Namen in die Affirmationen ein; mache sie persönlich. Vermeide negative Worte. Verwende keine Worte des Vergleichs mit anderen Menschen (besser, schlechter, mehr, weniger), und achte schließlich darauf, dass deine Affirmationen auf realistischen, erreichbaren Zielen beruhen.

Wenn du die Affirmationen kurz vor dem Schlafengehen wiederholt sagst, kann dein Unterbewusstsein im Schlaf an ihnen arbeiten. Dadurch wird deine Schwingungsfrequenz während des Schlafs angehoben und du wachst am Morgen voller positiver Energie auf. Es ist eine großartige Strategie, sie mit deiner Stimme aufzunehmen und sie dir im Schlaf anzuhören, da dein Unterbewusstsein dann auf seine eigene Stimme hört.

Gehirn-Reset

Wenn du nach einem langen Arbeitstag nach Hause kommst und dein Kopf voller persönlicher und arbeitsbezogener Sorgen ist, wird es dir wahrscheinlich schwerfallen, dich auszuruhen, geschweige denn in einen tiefen Schlaf zu fallen. Viele Menschen kommen von der Arbeit nach Hause und beginnen, verschiedene Aufgaben zu erledigen. Sei es, etwas in der Garage zu reparieren oder die Pflanzen zu gießen, damit sie das Adrenalin des Tages abbauen können.

Diese Technik mag zwar kurzfristig wirksam sein, aber was ist, wenn die negativen Gedanken einfach wiederkommen, sobald der Kopf ins Kissen fällt? Eine bewährte Technik, um sich nach einem schwierigen oder arbeitsreichen Tag zu entspannen, ist der sogenannte Gehirn-Reset-Download. Nimm einfach deinen Notizblock und schreibe alles auf, was dich stört. Schreibe alles auf, was dir in den Sinn kommt, und schreibe alle deine unmittelbaren Sorgen auf das Blatt. Auf diese Weise bringst du dein Unterbewusstsein dazu, all diese

Gedanken aus deinem Gedächtnis zu löschen, während du schläfst. Diese einfache Technik kann dir helfen, unerwünschte Gedanken in deinem Kopf dauerhaft loszuwerden. Mache diese Übung mehrmals pro Woche.

Auch Dankbarkeit zählt

Negatives zu verdrängen und Positives zu begrüßen, kann durch Dankbarkeit erreicht werden. Dankbarkeit ist ein sofortiger Energielieferant. Dein Unterbewusstsein wird mit der gleichen positiven Einstellung weiterarbeiten, wenn du schläfst. Dies wird sich letztlich darauf auswirken, wie du an die Ereignisse des Tages herangehst und mit ihnen umgehst.

Das UCLA Center for Developmental Mind Research hat gezeigt, dass Dankbarkeit unsere Gehirnstruktur verändert. Sie hilft den grauen Zellen, effizienter zu arbeiten. Indem du diese Gewohnheit jeden Abend wiederholst, kannst du dafür sorgen, dass negative Praktiken nicht in deinem Unterbewusstsein gespeichert werden.

Wenn der Geist mit der positiven Energie der Dankbarkeit gefüllt ist, fällt es leichter, schädliche Gewohnheiten und Überzeugungen zu beseitigen. Auf diese Weise wird die Neuprogrammierung des Gehirns auch nach dem Einschlafen erleichtert. Wenn wir uns täglich bedanken und Dankbarkeit zeigen, werden wir die Veränderungen spüren und zu glücklicheren Menschen werden.

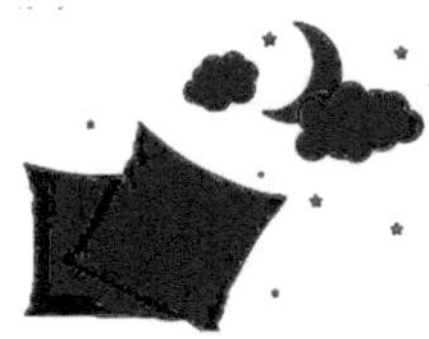

Kapitel 2

Wie wir unser Gehirn zu unserem Vorteil umprogrammieren können

Unser Gehirn ist zweifelsohne das komplexeste Organ unseres Körpers. Es ist an jeder Funktion unseres Organismus beteiligt und ist das wichtigste Organ, das uns am Leben erhält.

Wir haben gesehen, wie sich unzureichender Schlaf auf unsere körperliche und geistige Gesundheit auswirkt. Es gibt jedoch einen Punkt, der in diesem Zusammenhang von größter Bedeutung ist: Wenn du erfolgreich sein und deine Ziele erreichen willst, müssen die geistigen Fähigkeiten, die im Gehirn angesiedelt sind, in Bestform sein.

Wie bereits erläutert, sind in unserem Unterbewusstsein Botschaften und Gedanken gespeichert, die auf gelebten Erfahrungen beruhen. Diese werden in das Bewusstsein eingespeist - aber nur teilweise und nur, wenn diese Informationen relevant sind. Der gesamte Prozess läuft jedoch unbemerkt ab. Wir verstehen nicht, wie bestimmte Erinnerungen in unser Bewusstsein kommen, aber wir wissen, dass sie beeinflussen, wie und warum wir uns auf bestimmte Weise verhalten.

Es ist eine unwiderlegbare Tatsache, dass 90 % der Informationen, die wir besitzen – bewusst und unbewusst – in unserem Gedächtnis gespeichert sind. Die Wissenschaft hat schon immer versucht, eine Erklärung für Ereignisse zu finden, die auf den ersten Blick wundersam erscheinen und mit der Genesung des Gehirns zu tun haben.

Durch zahlreiche Studien wurde schließlich ein Konsens erreicht - zumindest in der psychologischen Forschung. Wir haben das Konzept der Neuroplastizität verstanden[1]. Es bezeichnet die Fähigkeit unseres Gehirns, sich entsprechend der Interaktion und den Rückmeldungen, die es von außen erhält, anzupassen.

Einige dieser Studien gehen auf die Mitte des 20. Jahrhunderts zurück und konzentrierten sich auf die Suche nach einer logischen Erklärung für die Wiederherstellung von Neuronen, insbesondere nach einer schweren Hirnschädigung eines Menschen. Allerdings sollte man Neuroplastizität nicht mit Neurogenese verwechseln, denn Neuroplastizität bildet neue Verbindungen und Bahnen im Gehirn, während Neurogenese für die Fähigkeit steht, völlig neue Neuronen zu bilden. Dieses Thema ist sehr faszinierend, und wir könnten sicherlich ein ganzes Buch diesem Thema widmen.

Aber unterm Strich hat sich gezeigt, dass das Gehirn sich selbst neu verdrahten und neue Bahnen erzeugen kann. Und das tut es tatsächlich ständig.

1 https://hrcak.srce.hr/file/186735

Was ist mit den Glaubenssätzen und Denkweisen, die wir als tief in unserer Psyche verwurzelt akzeptieren? Ist es möglich, unser Denken zu ändern und neu zu konfigurieren? Es gibt Theorien, die durch die oben beschriebenen Fakten gestützt werden und die versichern, dass depressive oder selbstzerstörerische Verhaltensmuster durch die Stimulierung der Neuroplastizität unterbrochen und beseitigt werden können.

Das Gehirn würde das tun, was es immer tut. Der Unterschied besteht darin, dass wir den Prozess so lenken würden, dass positive Gewohnheiten und Verhaltensweisen verstärkt und negative eliminiert werden.

Eine Gewohnheit ist in unserem Gehirn so tief verankert, dass wir sie fast automatisch ausführen. Ihre fortlaufende Übung führt dazu, dass sie tief in unserem Geist verwurzelt wird. Daraus lässt sich unschwer ableiten, dass die Entwicklung der von uns gewünschten Gewohnheiten von größter Bedeutung ist, damit sie im Unterbewusstsein verankert bleiben.

Der Zugang zum Unterbewusstsein ist nicht einfach, aber auch nicht unmöglich. Wir leben in einer Welt, in der es sehr viel Lärm gibt. Die meisten Menschen verbringen ihre Tage und Nächte mit dem Handy in der Hand. Diese Gewohnheit bringt sie von ihrem wahren Selbst weg und verhindert, dass sie sich innerlich verbinden. Es besteht die irrige Vorstellung, dass die Dinge einen Hauch von Unmittelbarkeit haben müssen. Alle Informationen müssen schnell und präzise sein, damit sie zur nächsten Aktivität übergehen können: auf das Handy schauen und in soziale Netzwerke eintauchen.

Versteht mich nicht falsch – die Technologie ist ein erstaunliches Werkzeug, solange man damit umzugehen weiß. Man darf nicht in Süchte verfallen, die uns von unserer Realität, dem gegenwärtigen Moment und der Konzentration auf die Lösung unserer Probleme ablenken. Für den Zugang zu der unendlichen Flut von Informationen, die im Unterbewusstsein gespeichert sind, gibt es mehrere Möglichkeiten:

Hypnose. Diese Technik zielt darauf ab, das Unterbewusstsein durch eine Reihe von Anweisungen zu erreichen. Das Ziel ist es, diese Informationen zu erreichen und Gewohnheiten und Verhaltensweisen zu ändern, die geändert werden müssen.

Ich bin qualifiziert für diese Technik und befürworte die Anwendung bei Menschen aus allen Lebensbereichen: Geschäftsleuten, Künstlern, Sportlern, Assistenten oder einfach Freunden, die eine schwierige Zeit haben. Sie ist sehr wirksam, und ich werde erklären, wie sie funktioniert:

Wenn wir in einen tiefen Entspannungszustand eintreten, kann unser bewusster Verstand nicht mehr seine hartnäckige Dominanz über uns ausüben. In diesem Moment taucht ein Teil unseres Unterbewusstseins auf. Das bedeutet nicht, dass dein Unterbewusstsein die Kontrolle hat. Der bewusste Verstand ist immer noch da, aber er zieht sich zurück und ermöglicht dem Therapeuten den Zugang zu Bereichen, die ihm normalerweise verborgen bleiben würden.

Die Hypnotherapie ist deshalb so wirkungsvoll, weil es ihr gelingt, den sogenannten kritischen Faktor, die Barriere zwischen dem Bewusstsein und dem Unterbewusstsein, zu umgehen. Sie akzeptiert oder verwirft die neuen Programme

(Glaubenssätze), die wir zu installieren versuchen. Durch die Arbeit der sensorischen Fokussierung ermöglicht es die Hypnose der Person, ihre Aufmerksamkeit in einem Zustand der Entspannung auf bestimmte Erfahrungen zu lenken. So ist es leichter, bestimmte Wahrnehmungen oder einschränkende Gedanken durch positive zu ersetzen.

Meditation. Im Gegensatz zu dem, was viele Menschen glauben, ist für die Meditation kein stundenlanges Training erforderlich. Man muss sich nicht wie ein buddhistischer Mönch kleiden oder auf lange Exerzitien gehen, um zu meditieren. Meditation ist nichts anderes als die Praxis, sich in einen Zustand der Konzentration zu versetzen, in dem man sich auf etwas Bestimmtes konzentriert, auf ein Objekt, einen Gedanken, den Atem oder das eigene Bewusstsein.

Meditation entspannt nicht nur und baut Stress ab, sondern reguliert auch die Aufmerksamkeit, eine kognitive Fähigkeit, die andere geistige Prozesse, wie z. B. das Lernen, beeinflusst. Die Meditationsgewohnheiten machen sich die Plastizität des menschlichen Gehirns zunutze, indem sie die Verbindungen zwischen den Neuronen erneuern und auch bestimmte neuronale Strukturen verändern.

Kurz gesagt, du kannst verlernen, was du gelernt hast, und dein Gehirn mit neuem Wissen und positiven Einstellungen aufladen, die dich zweifellos zum Erfolg führen werden.

Positive Visualisierung. Der Verstand ist unser bester Verbündeter und steht uns zur Verfügung, um jedes Ziel zu erreichen, das wir uns setzen. Er kann aber auch unser schlimmster Feind sein, wenn er falsch programmiert ist.

Visualisieren ist etwas, das wir ständig tun, vielleicht indem wir uns lebhaft an ein Ereignis erinnern, das uns Schmerzen bereitet hat. Wenn du dich an Momente, Gespräche oder Handlungen erinnerst, die passiert sind, erlebst du etwas von diesem Schmerz. Bei der positiven Visualisierung geht es darum, sich Ereignisse vorzustellen, die wir gerne entsprechend unseren Plänen und mit einem positiven Ergebnis erleben würden.

Diese drei Techniken eignen sich hervorragend, um dein Gehirn mit positiven Gedanken umzuprogrammieren. Ich möchte jeder von ihnen ein eigenes Kapitel widmen, in dem ich ausführlich erkläre, wie du das Beste aus ihnen herausholst.

Nur wenn du regelmäßig vor dem Schlafengehen positive Visualisierungsübungen durchführst, kann dein Geist einen Entspannungszustand erreichen, der kurzfristig positive Ergebnisse bringt.

In Kapitel 1 habe ich ausführlich erklärt, was das Unterbewusstsein ist und wie es unsere Entscheidungsfindung, die Art und Weise, wie wir Schwierigkeiten begegnen, und die Art und Weise, wie wir unser Leben leben, beeinflusst. Ich werde nun einige Aktivitäten vorstellen, die ich als Therapeut in der Beratung erprobt habe und die erfolgreich waren.

STRATEGIEN, UM DAS BESTE AUS UNSEREM VERSTAND HERAUSZUHOLEN.

Positivität praktizieren

Die Einstellung wirkt sich auf jeden Bereich des Lebens aus. Experten sind sich einig, dass eine positive Einstellung die wichtigste Eigenschaft ist, wenn wir im Leben erfolgreich sein wollen. Optimistische Menschen entwickeln eine positive geistige Einstellung, und diese Einstellung führt dazu, dass sie auf persönlicher Ebene besser zurechtkommen. Optimisten bekommen bessere Jobs und haben bessere Gehälter. Daher ist eine optimistische Einstellung äußerst vorteilhaft, wenn wir ein erfülltes Leben führen wollen, sowohl privat als auch beruflich.

Allerdings müssen wir auch realistisch sein. Eine positive mentale Einstellung ist nicht damit zu verwechseln, dass man 24 Stunden am Tag und sieben Tage die Woche lächelnd und glücklich ist. Natürlich werden wir unvorhergesehene Ereignisse erleben, die uns veranlassen, negativ zu denken. Vielleicht fällt an dem Nachmittag, an dem du deinen Spaziergang geplant hast, ein Regenschauer. Oder du stehst mitten in einem Stau auf der Autobahn und kommst deshalb wahrscheinlich zu spät zu einem Termin. Kurz gesagt, Unannehmlichkeiten können und werden in deinem Alltag vorkommen.

Was ist der Unterschied zwischen einer negativen und einer positiven Person?
Die Einstellung ist alles, wenn es darum geht, Unannehmlichkeiten zu begegnen. Eine Person mit einer negativen, pessimistischen Einstellung wird hysterisch werden. Und nicht nur das, seine oder ihre Frustration kann sich auf andere übertragen, denn es ist erwiesen, dass Ärger in dieser Hinsicht in der Regel etwa eineinhalb Stunden anhält. Wenn man dies noch mit anderen Ereignissen des Tages kombiniert, kann man sich leicht vorstellen, wie das Leben dieser Menschen aussieht und wie schwierig es für sie sein muss, ihre Ziele zu erreichen und in ihrem Berufs- und Privatleben erfolgreich zu sein.

Menschen mit einer positiven, optimistischen Einstellung sehen die Rückschläge, die auf sie zukommen, als etwas an, worauf sie keinen Einfluss haben. Sie konzentrieren sich nur auf die Dinge, die sie unter Kontrolle haben. Wenn du eine Situation bewertest, beschließt du, dich gut zu fühlen. Zum Beispiel entscheidest du dich, etwas Produktives zu tun, während es regnet, und verschiebst deinen Spaziergang auf ein anderes Mal. Vielleicht beschließt du, dir das Audio zum Erlernen einer neuen Sprache anzuhören, während du auf der Autobahn im Stau stehst.

Eine positive mentale Einstellung ist der Schlüssel dazu, dass wir nicht in einer Schleife von Strategien stecken bleiben, die nicht funktionieren und unsere Produktivität und alle Aspekte unserer Existenz verlangsamen.

Am Ende eines langen Tages solltest du dich fragen, ob deine Gedanken eine Jammersymphonie sind oder eine Liste mit besseren Strategien, die deinem Leben langfristig zugutekommen?

Stoppe den pessimistischen inneren Dialog

Um zu verstehen, wie sich unser innerer Dialog auf unser Leben auswirkt, können wir uns einer Analogie bedienen, um diesen Zusammenhang besser zu veranschaulichen: Wenn du Sonnenblumen züchten und erhalten willst, pflanze Sonnenblumensamen, aber wenn du Erdbeeren willst, pflanze Erdbeersamen. Das Ergebnis werden Blumen oder Früchte sein, je nachdem, welche Samen du pflanzt.

Dein innerer Dialog ist die Saat, die du pflanzt. Wenn dein innerer Dialog von Beschwerden und Pessimismus geprägt ist, ist es nicht verwunderlich, dass du mit wirtschaftlichen, gesundheitlichen und sogar beziehungsbezogenen Problemen konfrontiert wirst, die dich nachts wach halten. In diesem Fall ist die Sprache wie eine Strafe, die wir uns selbst auferlegen – Aussagen über die Zukunft, die sich zweifellos herauskristallisieren werden.

Sätze wie „Ich kann es mir nicht leisten", „Ich komme nicht weiter", „Ich fühle mich jeden Tag schlechter", „Ich werde nie gesund", „ Das ist zu teuer für mein Budget" und „Ich bleibe immer allein" sind einige der Samen, die du jeden Tag säst und pflegst. Wenn es an der Zeit ist, die Früchte zu ernten, kannst du keinen Überfluss erwarten. Wenn du einen mittelmäßigen Ton hast, wirst du auch ein mittelmäßiges Leben haben.

Wenn du diese mentalen Überzeugungen und täglichen Gewohnheiten für immer ändern willst, musst du lernen, verschiedene Samen zu säen. Auf diese Weise kommen nur positive Affirmationen aus deinem Mund und somit auch gewinnbringende Handlungen.

Du brauchst keine Angst vor dem Scheitern zu haben; Fehler zu machen ist menschlich.

Was bedeutet scheitern? Ich stimme dem Konzept zu, dass alle Ergebnisse einer Aktivität oder Interaktion Erfolge sind, unabhängig davon, ob sie Teil des gewünschten Ergebnisses sind oder nicht.

Ich kenne das unangenehme Gefühl, das mit dem Nichterreichen unserer Ziele verbunden ist. Ich weiß, dass

Misserfolge Ängste auslösen und unsere Konzentration und unsere kognitiven Fähigkeiten beeinträchtigen können.

Wenn wir davon ausgehen, dass unsere Gedanken unsere Realität erschaffen – dass wir diejenigen sind, die unsere Erfahrungen im Leben machen –, dann müssen wir zwangsläufig die Verantwortung für das übernehmen, was uns widerfährt, ob es nun gut oder schlecht ist. Denn schließlich haben wir selbst diese Dinge geschaffen.

Der Druck, in der heutigen Gesellschaft ein Übermensch zu sein, ist offensichtlich, aber auch unerreichbar. Man muss produktiv bei der Arbeit sein, organisiert, ein guter Freund, fit, ein guter Vater, ein guter Sohn und so weiter. Für Frauen sind die Anforderungen sogar noch höher: Sie sollen die perfekte Mutter, die ideale Ehefrau und eine unermüdliche Arbeiterin sein und gleichzeitig immer ordentlich, modisch und präsentabel aussehen. Diese Anforderungen sind für einen einzelnen Menschen unmöglich zu erfüllen.

Wenn wir in einer dieser Kategorien keinen Erfolg haben, fühlen wir uns als Versager. Wir haben das Gefühl, dass wir die an uns gestellten Anforderungen nicht erfüllen – dass wir überflüssig sind. Diese hohen Anforderungen kommen in der Ruhezeit zusammen, sodass wir uns den Kopf darüber zerbrechen, wie wir diese Anforderungen erfüllen können. Das hindert uns natürlich daran, nachts richtig zu ruhen. Am nächsten Morgen sehen wir die Folgen unseres inneren Kampfes, wenn wir uns im Spiegel betrachten.

Wir müssen uns von dieser falschen und unnatürlichen Sichtweise lösen, die uns die Gesellschaft auferlegt hat und die eine endlose Leiter bildet, auf der wir nie ganz nach oben gelangen können. Die Besessenheit, Filmkünstler, prominente Sportler und neuerdings – meiner Meinung nach am schädlichsten – Influencer zu imitieren, wird nicht helfen.

Wir leben in einer Gesellschaft, in der wir zu viel von uns selbst verlangen, als Einzelne und als Kollektiv. Dieser Modus Vivendi ist eine große Stressquelle. Offiziellen Angaben zufolge leiden 80 % der Großstadtbewohner unter Stress, und dieser Prozentsatz sinkt in weniger bevölkerten Städten nur geringfügig. Stress und Ängste führen zu Schlafstörungen. Es ist erwiesen, dass ein hoher Prozentsatz von Führungskräften in namhaften Unternehmen unter Schlaflosigkeit oder Schlafproblemen leidet. Sie sind der festen Überzeugung, dass ihr Stress etwas Normales ist, das sie erleben müssen, wenn sie Erfolg haben wollen.

Fehler machen ist nichts anderes als Lernen durch Versuch und Irrtum. Große Sportler sowie die besten Künstler und Filmregisseure wissen das. Sie alle haben viele Fehler gemacht, um an die Spitze zu gelangen.

Eines der Beispiele dafür, wie man fällt und wieder aufsteht, stammt von dem großen Basketballstar Michael Jordan: „Ich kann ein Scheitern akzeptieren, jeder scheitert bei irgendetwas. Aber ich kann nicht akzeptieren, es nicht zu versuchen. Um zu lernen, erfolgreich zu sein, muss man zuerst lernen, zu scheitern."

Better Dreams

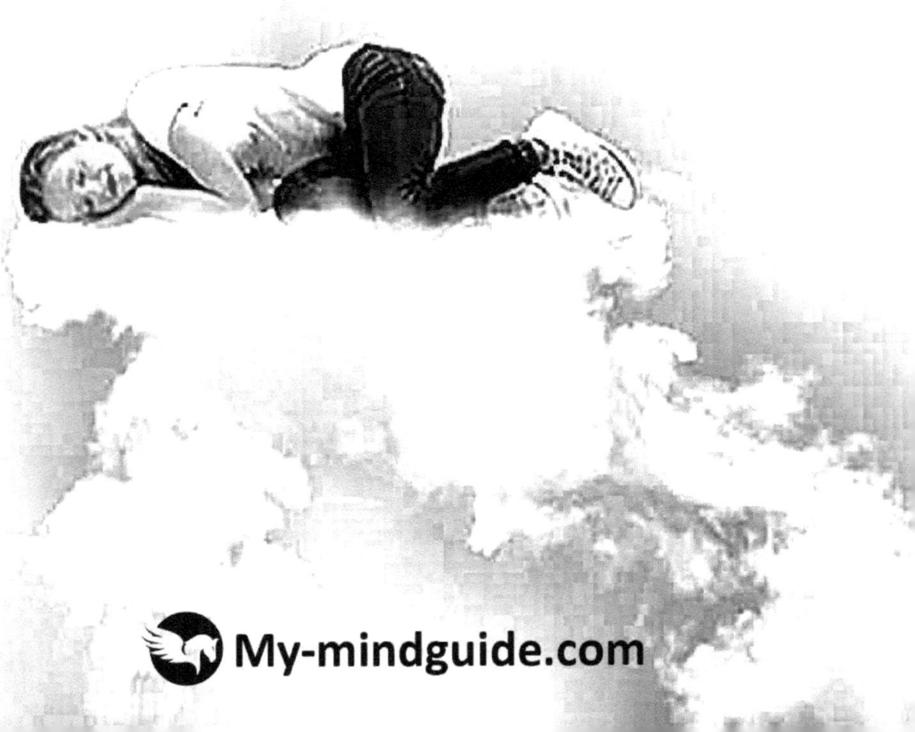

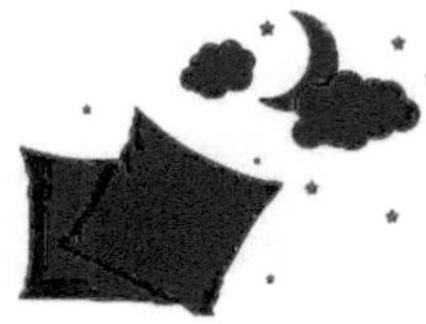

Kapitel 3

Die Kraft einer erholsamen Nacht

Angemessener Schlaf steht im Zusammenhang mit den Vorteilen des erholsamen Schlafs sowohl auf physiologischer als auch auf psychologischer Ebene. Falscher oder zu wenig Schlaf kann schwerwiegende Folgen für unseren Körper und unser Gehirn und damit auch für unsere psychische Gesundheit haben.

Ruhe ist genauso wichtig wie eine gesunde Ernährung oder regelmäßige sportliche Betätigung. Es handelt sich um eine unverzichtbare biologische Funktion. Außerdem verbringen wir ein Drittel unseres Lebens mit Schlafen. Deshalb ist es besser, wenn wir es gut machen.

Der Schlaf wird ebenso wie der Hunger, das Sexualverhalten, die intellektuelle Leistungsfähigkeit und die geistige Gesundheit von der biologischen Uhr gesteuert, die wir alle besitzen und die sich im Hypothalamus befindet. Wenn diese Uhr aktiviert ist, wird Melatonin, das Hormon, das den Körper auf den Schlaf vorbereitet, ausgeschüttet. Wenn wir genügend Stunden schlafen und erfrischt aufwachen, hat das viele Vorteile für unsere Gesundheit. Wenn wir jedoch unsere Schlafgewohnheiten drastisch ändern, ist die Wahrscheinlichkeit groß, dass wir Müdigkeit, Stress, schlechte Laune und oft auch Angstzustände erleben.

KANN SCHLAF EINE BILANZIELLE VERPFLICHTUNG SEIN?

„Letzte Nacht konnte ich nicht schlafen! Aber das macht nichts, ich werde am Nachmittag eine Stunde Schlaf nachholen."

Diese Redewendung, die sich darauf bezieht, dass wir vielleicht dem Schlaf etwas schuldig sind und diese Zeit später nachholen können, ist typisch für Menschen, die schlecht schlafen. Wenn jemand dies sagt, meint er eigentlich: „Es stimmt, ich schlafe nicht gut, aber das hindert mich nicht daran, normal zu arbeiten." Schlafexperten bezeichnen diese Haltung als Schlafschulden, und wir alle wissen, dass wir in Schwierigkeiten geraten, wenn wir unsere Schulden nicht korrekt zurückzahlen. In diesem Sinne führt dies dazu, dass wir die Kontrolle über unser Gehirn und unseren Körper verlieren.

Aber ist diese Anleihe an die Ruhe so harmlos?
Fachleute haben ein erschöpftes Gehirn mit einem Gehirn verglichen, das unter Alkoholeinfluss steht – beide funktionieren auf die gleiche Weise. Allein in den Vereinigten Staaten beläuft sich die Zahl der Menschen, die unter Alkoholeinfluss tödliche Unfälle verursacht haben, auf jährlich 95.000 Personen. (Etwa 68.000 Männer und 27.000 Frauen, die jedes Jahr an dieser Ursache sterben).

Daraus lässt sich schließen, dass eine Person, die nach ein paar Stunden Schlaf Auto fährt, genauso gefährlich ist wie eine Person, die betrunken ist. Bei Verkehrsunfällen steht nicht jeder unter Alkoholeinfluss. Es ist jedoch sehr schwierig, einen Fahrer zu erkennen, der nur vier Sekunden geschlafen hat und den Lichtwechsel an der Ampel nicht gesehen hat.

In den 1960er-Jahren schliefen mehr als 70 % der Menschen vor 22 Uhr ein. Im 21. Jahrhundert bleiben zwischen 40 und 45 % der Menschen nach Mitternacht wach, während 20 % bis in die frühen Morgenstunden aufbleiben. Was hat sich geändert? Die Technik. Mit dem Aufkommen von Mobiltelefonen, dem Internet und neuerdings auch den sozialen Medien ist es für die Menschen einfacher geworden, sich zu informieren und alle benötigten Inhalte auf einem kleinen Bildschirm zu sehen, der sie stundenlang unterhält.

Das Problem ist, dass die durchschnittliche Schlafdauer jedes Jahr abnimmt. So ist es beispielsweise für Berufstätige wie Ärzte und Krankenschwestern inzwischen üblich, 48 Stunden am Stück zu arbeiten. Wie kann ein Arzt, der zwei Tage lang nicht geschlafen hat, ein klares Urteil fällen? Die kognitiven Fähigkeiten des Menschen nehmen mit dem Schlafmangel ab, ebenso wie seine Reaktionsgeschwindigkeit. Natürlich ist ein ausreichender und erholsamer Schlaf von mindestens sieben Stunden äußerst wichtig, um:

Die Zahl der Verkehrsunfälle zu verringern

den sogenannten Vier-Sekunden-Mikroschlaf zu vermeiden. Es ist erwiesen, dass nur vier Sekunden ausreichen, um eine Tragödie zu verursachen.

Sei wachsam. Wenn du im Gesundheitswesen tätig bist, weißt du, was eine oder zwei Nächte mit schlechtem Schlaf verursachen können. Für einen Arzt ist es ideal, in weniger als 24 Stunden eine Acht-Stunden-Schicht zu haben und weitere acht Stunden zu schlafen. Schließlich sind Ärzte auch nur Menschen.

Dies sind allgemeine Fragen, aber jeder Mensch ist anders. Schlaf wirkt sich auf Männer und Frauen gleichermaßen aus. Wenn du also nicht im Schichtdienst arbeitest und trotzdem Schlafprobleme hast, sei es wegen gesundheitlicher Probleme oder weil du ständig an deinem Handy oder Tablet klebst, solltest du in Betracht ziehen, nicht zu den oben genannten negativen Statistiken zu gehören.

DIE VORTEILE VON GUTEM SCHLAF

Erneuerte Energie
Menschen, die unter Angstzuständen oder Konzentrationsschwäche leiden, müssen eine gesunde Schlafroutine von sieben bis acht Stunden einführen. Diese Routine wird ihre Energie wiederherstellen und ihre Stimmung verbessern. Dadurch werden sie zu fröhlichen Menschen mit einer besseren Einstellung und Initiative, um ihre Arbeit zu erledigen, ihr Studium abzuschließen oder sich an irgendeinem anstehenden Projekt zu beteiligen.

Bessere Gedächtnisleistung
Der Tiefschlaf hilft uns, Informationen besser zu behalten, was die Aufnahmefähigkeit fördert. Eine in der Zeitschrift *Psychological Science* veröffentlichte Studie bestätigt, dass ein guter Schlaf dazu beiträgt, dass der Verstand die erhaltenen Informationen langfristig aufnimmt. Dies ist besonders für Studenten oder Menschen, die mit sensiblen Daten umgehen müssen, wichtig.

Umgekehrt ist bei unregelmäßigem Schlaf während der Nacht die Fähigkeit, Erinnerungen zu speichern, reduziert.

Dadurch wird die Person vergesslich und kann sich nur langsam an Dinge erinnern. Die Folgen von Schlafmangel können Stress, Angst, Müdigkeit, Schläfrigkeit, Tagesmüdigkeit, mangelnde Konzentrationsfähigkeit, Reaktionsschwäche, verlangsamte Reflexe usw. sein.

Wenn der wandernde Geist uns am Schlafen hindert.
Wir gehen oft mit den vielen Ereignissen des Tages im Kopf schlafen: Probleme mit den Kindern, die nächste Hypotheken- oder Autoversicherungszahlung, die Beziehung zu unserem Partner und so weiter. Was auch immer das Problem sein mag, viele Menschen suchen zu dieser Zeit nach Lösungen. Deshalb fühlst du dich vielleicht müde, aber wenn du ins Bett gehst, ist dein Geist hellwach und sortiert die Sorgen des Tages. Logischerweise ist dein Gehirn aktiviert. Du hast ihm eine oder mehrere Aufgaben gestellt, und deshalb ist der Zustand der Entspannung, indem du dich vorher befunden hast, verschwunden. Am nächsten Tag wirst du durch deine tägliche Routine und die anstehenden Aktivitäten von diesen Gedanken abgelenkt, bis du etwas freie Zeit hast. Zufälligerweise kommt diese freie Zeit in der folgenden Nacht, und der Kreislauf geht weiter!

Viele von uns können sich mit dieser Situation identifizieren. Auch ich habe sie mehr als einmal erlebt. Hier sind also einige Empfehlungen, die du anwenden kannst, wenn dir dies das nächste Mal passiert:

Erstens: Identifiziere den abschweifenden Gedanken. Sobald du merkst, dass deine Gedanken abschweifen, nach Lösungen suchen oder planen, was du tun wirst, halte inne.

Zweitens: Notiere dir jedes Problem und schreib es auf. Notiere daneben zwei oder drei Maßnahmen, um das Problem zu lösen. Wenn du mehrere Probleme hast, mache das Gleiche für alle.

Drittens: Gehe zurück ins Bett und löse deinen Geist von diesen Gedanken. Mache dann Atemübungen, um allmählich einen Entspannungszustand zu erreichen, der zu einer friedlichen Ruhe führt.

Das Aufschreiben des Problems und der möglichen Lösungen ist ein Ritual, das es dir ermöglicht, dein Bestes zu geben. Der Tag ist vorbei. Zu glauben, dass dein Verstand ein Allheilmittel für all deine Probleme hervorbringen wird, ist unlogisch und unrealistisch. Stattdessen kannst du dich ausruhen, weil du weißt, dass du bereits drei mögliche Lösungen aufgeschrieben hast.

Denke daran, dein Notizblatt mitzunehmen und es während des Tages bei dir zu tragen. Wann ist es an der Zeit, diese Gedanken wieder aufzugreifen? In dem Moment, in dem dir eine Lösung einfällt, die du noch nicht aufgeschrieben hast. Nimm das Blatt heraus und schreib es auf.

Wenn du sofort eine Entscheidung treffen musst, nimm deine Notizen zur Hand, vergleiche die Vor- und Nachteile und entscheide dich. Das ist der beste Weg, um den Kopf freizubekommen und zu vermeiden, dass du dir zum unpassendsten Zeitpunkt, nämlich vor dem Schlafengehen, Sorgen machst.

Sei pragmatisch. Sich in Sackgassen zu begeben und diese Szenarien zu wiederholen, ist keine hilfreiche Denkübung.

Wir wissen, dass es im Leben Situationen gibt, die komplizierter sind und für deren Lösung mehr als ein paar Notizen nötig sind. Aber es gibt ein spanisches Sprichwort, das dies perfekt auf den Punkt bringt. Es kann übersetzt werden mit: „Sei produktiv, bevor du dich engagierst." Es bedeutet, dass man handeln sollte, anstatt sich endlos Sorgen zu machen.

Wenn die vorhandenen Lösungen (es gibt nie ein Problem ohne Lösung) uns nicht zufriedenstellen, ist es sinnlos, nach einem idealen Szenario zu suchen, denn das führt nur zu Frustration. Das ist kein realistischer Ansatz und wird das Problem sicher nicht lösen. Nimm die bestmögliche Option unter den gegebenen Umständen.

Denke daran: Wenn du ein Problem von deiner Liste streichst, ist es ein Problem weniger, mit dem du dich vor dem Schlafengehen beschäftigen musst.

NÜTZLICHE TIPPS, UM UNSERE UMGEBUNG AUF DIE ERHOLUNG VORZUBEREITEN

Um eine erholsame Nacht zu verbringen, müssen wir unseren Körper zunächst auf die Ruhe vorbereiten. Es gibt mehrere Richtlinien, die wir während des Tages – und sogar während der Woche – befolgen können, um uns vorzubereiten, bevor wir unseren Kopf auf das Kissen legen. Im Folgenden nenne ich die am meisten empfohlenen Strategien für einen erholsamen Schlaf:

- Lege einen Zeitplan fest, nach dem du jeden Tag und jede Nacht zur gleichen Zeit aufwachst und schlafen gehst.
- Vermeide Nickerchen nach 15 Uhr.
- Vermeide Koffein und Alkohol in der Nacht.

- Vermeide Nikotin.
- Treibe regelmäßig Sport. Vermeide es jedoch, zwei bis drei Stunden vor dem Schlafengehen Sport zu treiben, vor allem wenn es sich um anstrengende oder belastende Übungen handelt. Wenn du aktiv sein musst, wähle einen kurzen Spaziergang etwa drei Stunden vor dem Schlafengehen.
- Iss abends nur wenig. Manche Menschen essen nicht zu Abend. Allerdings kann es deinen Schlaf irgendwann unterbrechen. Es kann sein, dass du zu früher Stunde – sogar in der Morgendämmerung – Hunger verspürst. Dadurch wirst du vor deiner geplanten Zeit wach.
- Sorge dafür, dass dein Schlafzimmer bequem, dunkel und ruhig ist und eine optimale Temperatur hat – nicht zu kalt und nicht zu heiß.
- Überprüfe dein Bett. Möglicherweise liegst du nicht auf einer ergonomischen Matratze. Wenn du deine jetzige Matratze gegen eine qualitativ hochwertige, halb-orthopädische Matratze tauschst, kann das deinen Schlaf erheblich verbessern.
- Lege dir eine Gewohnheit zu, die dir hilft, dich vor dem Schlafengehen zu entspannen (z. B. lesen oder Musik hören).
- Bleibe nicht stundenlang wach im Bett liegen und drehe dich hin und her. Wenn du nicht nach 20 Minuten einschlafen kannst, solltest du etwas Entspannendes tun, bis du dich schläfrig fühlst, z. B. meditieren, lesen oder leise Musik hören.

Was die Schlafdauer betrifft, so ist es gut, immer zur gleichen Zeit schlafen zu gehen. Nachts zu schlafen ist auch viel vorteilhafter. Tagsüber raten Wissenschaftler und Fachleute zu einem kurzen Nickerchen, um den Organismus und das Gehirn zu reaktivieren. Diese Nickerchen sollten jedoch nicht länger als eine halbe Stunde dauern.

EINE TÄGLICHE ROUTINE SCHAFFT AUSGEGLICHENE GEWOHNHEITEN

Der menschliche Körper neigt zu Routine und reagiert auf Stabilität. Daher wird dein Körper davon profitieren, wenn du jeden Tag zur gleichen Zeit aufstehst und ins Bett gehst. Du solltest dies so oft wie möglich tun. Denk daran, dass Schlaf nicht nachgeholt werden kann. Verlorene Stunden können nicht nachgeholt werden.

In der Kindheit und Jugend schläft der Mensch mehr Stunden, aber wie wir später sehen werden, nimmt diese Zahl bei älteren Menschen ab. Die meisten Menschen benötigen sechs bis acht Stunden Schlaf, aber das kann sich je nach den persönlichen und beruflichen Bedingungen, dem Alter, dem Lebensstil oder dem Gesundheitszustand des Einzelnen ändern. Es ist also notwendig, die eigenen Gewohnheiten zu beobachten, um zu wissen, wie viel Schlaf man braucht, um energiegeladen und ausgeruht aufzuwachen.

AUCH DIE STUNDEN, IN DENEN DU ISST, ZÄHLEN.

Das ultimative Stimulans war schon immer der Kaffee. Aber auch Tee, kohlensäurehaltige Getränke und zuckerhaltige Desserts sind Stimulanzien, deren Verzehr das Einschlafen verhindern kann. Ein übermäßiger Verzehr dieser Lebensmittel sollte vermieden werden, insbesondere während des Abendessens.

Schokolade ist ebenfalls ein Stimulans für das Nervensystem, das dazu führen kann, dass man entweder nicht einschlafen kann oder früher aufwacht. Darüber hinaus ist es ratsam, den Konsum von Alkohol oder anderen alkoholischen Substanzen zu reduzieren oder zu vermeiden.

VERMEIDE STIMULIERENDE AKTIVITÄTEN IN DEN STUNDEN VOR DEM SCHLAFENGEHEN

Sport und Bewegung sind kurz vor dem Schlafengehen übermäßig anregend, aber auch das Ansehen eines Actionfilms oder die maximale Spannung einer Fernsehsendung. Dies beeinflusst unser physiologisches Aktivierungsniveau. Viele Experten und Ärzte sind der Meinung, dass die Gewohnheit, audiovisuelle Produkte zu konsumieren, die Wahrscheinlichkeit erhöht, an Schlaflosigkeit zu leiden. Das gilt vor allem für Personen zwischen 18 und 32 Jahren.

Um eine erholsame Nacht zu verbringen, sollten wir vor dem Schlafengehen entspannende Aktivitäten wählen, wie das Hören von Hintergrundmusik, ein warmes Bad, leichte Lektüre oder Atemübungen. Was ich am meisten empfehle, ist Meditation. Wenn du dich bewegen willst, ist Yoga bei weitem die beste Option, und das sage ich als zertifizierter Yoga- und Meditationslehrer. Mir persönlich haben diese Gewohnheiten enorm geholfen. Ich habe auch gesehen, wie sie Dutzenden von Menschen, die mich um Hilfe gebeten haben, geholfen haben.

In künftigen Kapiteln werde ich Meditation und Yoga als erfolgreiche Mittel zur Wiederherstellung des Schlafgleichgewichts behandeln.

EINE RUHIGE UND BESONNENE KOMMUNIKATION IST BESSER ALS STREITEN UND ZANKEN

Das Bett sollte nicht als psychologische Konsultation oder als Ort zur Erörterung von Meinungsverschiedenheiten mit unserem Partner betrachtet werden. Wenn du Bedenken hast, die dich am Einschlafen hindern, ist es besser, aufzustehen und am nächsten Tag einen Termin für ein Gespräch zu vereinbaren. In der Tat ist es immer am besten, unsere Beziehung in einem neutralen Rahmen zu besprechen. Ihr könnt euch beim Mittagessen oder nach dem Frühstück treffen, aber besprecht eure Probleme nie direkt vor dem Schlafengehen.

EIN OPTIMALER SCHLAFPLATZ

Die Bedingungen, unter denen unser Schlafzimmer liegt, wenn wir schlafen gehen, können die Qualität unseres Schlafes beeinflussen. In einer perfekten Welt würden alle Mitglieder des Haushalts zur gleichen Zeit schlafen gehen. Wenn das nicht möglich ist, reicht es aus, die Türen und Fenster des Zimmers zu schließen und darauf zu achten, dass die Temperatur im Raum insgesamt ideal ist – nicht zu heiß und nicht zu kalt. Wie bereits mehrfach erwähnt, solltest du dein Handy ausschalten, um Ablenkung zu vermeiden. Außerdem solltest du alle LED-Leuchten im Raum ausschalten. Diese Maßnahme ist von größter Bedeutung, da diese Lichter die REM-Phase oder die Ausschüttung von Melatonin in unserem Körper beeinträchtigen.

HOBBYS, DIE VORTEILE, DIE SIE MIT SICH BRINGEN

Während der jüngsten Pandemie, die seit mehr als zwei Jahren andauert, zeigten Tausende von Menschen Symptome von

Angst und Depression. Therapeuten und Psychologen auf der ganzen Welt wandten sich an die Online-Patienten. Sie versuchten, die Auswirkungen des Eingesperrtseins und in vielen Fällen der Trennung von der Familie zu lindern.

Einer der am häufigsten wiederholten Ratschläge war, die Betroffenen zu ermutigen, einem Hobby oder Interesse nachzugehen. Untätigkeit kann demotivierend wirken und dazu führen, dass sich die Menschen traurig und einsam fühlen, was die ersten Symptome einer Depression darstellen würde.

Um unser Leben in vollen Zügen genießen zu können, müssen wir Zeit für uns selbst haben. Es gibt besondere Möglichkeiten, um das zu machen, was uns am meisten Spaß macht, und gleichzeitig eine Pause von der langweiligen Routine einzulegen. Hobbys oder Interessen sind kleine Räume der Freiheit. Die Zeit, die wir ihnen widmen, ist die eigentliche Freizeit, in der wir das tun, was uns Spaß macht. Der Zweck dieser Aktivitäten ist nicht, eine finanzielle Vergütung zu erhalten oder eine Verpflichtung zu erfüllen. Vielmehr geht es darum, etwas zu genießen, das uns gefällt. Wenn wir unsere Aufmerksamkeit etwas widmen, das wir lieben, ist das ein echter Stressabbauimpuls.

Fachleute für psychische Gesundheit sind sich einig, dass ein Hobby die Lebensqualität steigert. Es handelt sich um einen Mechanismus, der die körperliche und seelische Gesundheit ausgleicht und bewahrt. In vielen Fällen werden dadurch Stressepisoden vermieden, die zu einer starken Depression führen können.

Wenn wir nach Hause kommen, nachdem wir etwas getan haben, das uns Spaß macht und das wir in vollen Zügen genießen, löst das einen Zustand der körperlichen und emotionalen Entspannung in uns aus. Dies wiederum ermöglicht uns einen erholsamen Schlaf.

Better Dreams

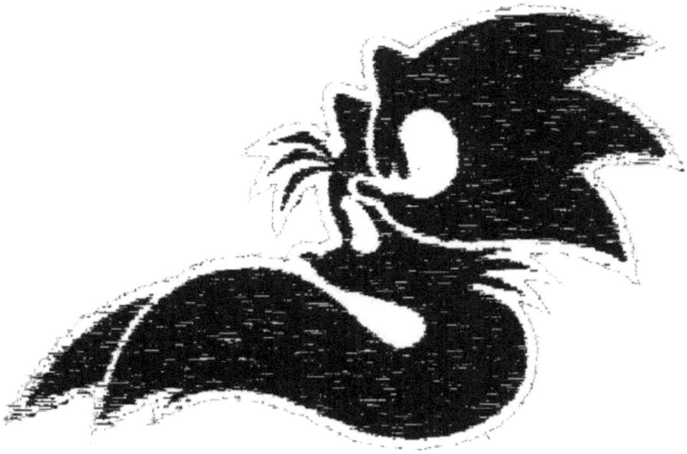

My-mindguide.com

Kapitel 4

Technologische Schlaflosigkeit

EINE KURZE EINFÜHRUNG

Der Schlaf wird von einem kleinen, mandelgroßen Teil des Gehirns, dem Hypothalamus, gesteuert. Dieser Teil des Gehirns ist für die Regulierung der Körpertemperatur, emotionaler Reaktionen und des Appetits verantwortlich. Der Hypothalamus produziert die wichtigsten Hormone für den Körper und stellt auch unsere innere biologische Uhr ein.

Damit dieser großartige Hormonregulator richtig arbeiten kann, müssen ihm die richtigen Lichtsignale zur richtigen Zeit zugeführt werden. Was für unsere Vorfahren ein Signal war, entspannt oder wachsam zu sein, um zu jagen und zu überleben, ist heute etwas ganz anderes. Man kann heute dieselben Tätigkeiten ausüben, unabhängig davon, ob es gerade Tag ist oder nicht.

Das ist jedoch ungünstig, denn wenn dein Schlaf gestört ist oder unterbrochen wird, kann dein Hypothalamus nicht richtig arbeiten. Denn er empfängt Lichtsignale sporadisch oder zu jeder Zeit. Deshalb ist Schlaf so wichtig, um nicht in einer ständigen Schleife aus Erschöpfung am Tag und Schlaflosigkeit in der Nacht zu leben.

Unsere Vorfahren schliefen viel besser. Vor den heutigen technologischen Fortschritten waren ihr Körper und ihr Geist mit dem Auf- und Untergang der Sonne synchronisiert.

Das Leben im Einklang mit dem Wechsel von Sonnenlicht und Dunkelheit war zweifellos etwas, das der menschliche Körper zu schätzen wusste. Wenn die Netzhäute das Eintreten der Dunkelheit bemerkten, begann die Zirbeldrüse, sich selbst zu stimulieren, indem sie Melatonin, das bekannte Schlafhormon, produzierte. In der Vergangenheit blieb dieses Hormon länger im Blutkreislauf, was zweifellos dazu führte, dass die Menschen besser einschlafen und länger schlafen konnten.

Die Moderne und der Fortschritt brachten lichtdurchflutete Städte hervor, in denen die Nacht eine weitere Morgendämmerung des Lichts ist. Neonlichter und Einkaufszentren voller LEDs erhellen Städte, die sich weigern zu schlafen. Auch in unsere Häuser ist die gleiche strahlende Vitalität bis zum frühen Morgen eingedrungen, und manche Lichter gehen nicht einmal mehr aus.

Die technologische Schlaflosigkeit ist eine neue Krankheit – eine Folge dieser Veränderungen im Leben der Menschen des 21. Jahrhunderts. Sie gewinnt in einer Welt, in der Bildschirme unverzichtbar geworden sind, immer mehr an Bedeutung. Leider stört das für diese Geräte charakteristische blaue Licht die biologische Uhr und den Wachrhythmus des Menschen erheblich.

Wir gehen zu Bett und denken daran, noch einen letzten Blick auf unser Handy zu werfen. Dann bemerken wir einen Link in unserem bevorzugten sozialen Netzwerk, der uns erst zu einem Video und dann zu einem anderen führt. Wir merken es nicht, aber wir können eine Stunde im Internet surfen, vielleicht auch zwei. Handys, Laptops und Fernsehgeräte lenken uns vom Schlaf ab. Wir nehmen an, dass wir auf diese Weise einen entspannten Zustand erreichen können. Tatsächlich aber haben diese Bildschirme einen enormen Einfluss auf unser Gehirn.

Die meisten Menschen bringen diese Gewohnheit nicht mit Schlaflosigkeit in Verbindung. „Kann ein einfacher Blick auf das Handy oder das Anschauen von Videos meine Erholung beeinträchtigen?“ Auf jeden Fall, ja. Eine Tätigkeit, die Nacht für Nacht wiederholt wird, wird zur Gewohnheit. Außerdem sind unsere Netzhäute künstlichem Licht ausgesetzt, wenn wir darüber nachdenken. Wir können uns also nicht vorstellen, welchen Schaden diese Gewohnheit nicht nur für unser Gehirn, sondern für unseren gesamten Körper hat.

Laut einer in *LiveScience* veröffentlichten Studie stören diese Art von Lichtreizen unsere *zirkadianen* Rhythmen vollständig, wobei das Wort zirkadian übersetzt so viel wie „rund um den Tag“ bedeutet. Diese Rhythmen regeln die Veränderungen auf körperlicher und geistiger Ebene, die im Laufe eines Tages auftreten. Wenn also dieser Rhythmus verändert wird, verändern sich auch alle Funktionen des Organismus. Das heißt, der Geist wird immer mehr verwirrt darüber, wann es Tag und wann es Nacht ist.

AUSWIRKUNGEN VON BILDSCHIRMEN AUF UNSER GEHIRN

Unsere Bildschirme sind jetzt unsere Taschenlampen und unsere magischen Kanäle, die uns verbinden. Nachfolgend die schädlichsten Folgen davon.

Wie wir bereits erwähnt haben, wirkt das Licht, das direkt auf unsere Augen fällt, auf die Zirbeldrüse. Es unterbricht die Melatoninausschüttung, sodass unser uraltes Gehirn nicht mehr erkennen kann, dass die Nacht angebrochen ist.

Es ist üblich, sich in einem Raum mit ausgeschaltetem Licht vor einem Computer-, Handy- oder Tablet-Bildschirm aufzuhalten. Dies führt zu Reaktionen auf der Ebene des Gehirns, da wir viele seiner Strukturen überaktivieren und in einen Zustand der Wachsamkeit geraten. Dieser Zustand verschwindet erst nach ein bis zwei Stunden, nachdem die Geräte ausgeschaltet wurden. Hatten wir also sechs oder sieben Stunden Zeit zum Schlafen, bleiben uns jetzt fünf Stunden oder weniger.

Obwohl diese neue Angewohnheit eher unter Jugendlichen verbreitet ist, klagen auch immer mehr Erwachsene darüber, dass sie nicht schlafen können, weil sie ihr Mobiltelefon nicht ausschalten können. Bei den Jüngsten ist dies die Ursache für chronische Schlaflosigkeit, körperliche und geistige Müdigkeit, Konzentrationsprobleme, schlechte Schulleistungen, Kopfschmerzen und Stimmungsschwankungen[2].

Alles deutet darauf hin, dass die technologisch bedingte Schlaflosigkeit in den kommenden Jahrzehnten zunehmen wird. Seit ihrer Kindheit haben junge Menschen Zugang zu mobilen Geräten und Tablets, und die meiste Zeit gehen sie ohne Aufsicht der Familie ins Bett.

2 https://hms.harvard.edu/news/screen-time-brain

Liegt die Lösung also darin, den Kindern den Zugang zu Mobiltelefonen und elektronischen Geräten zu verwehren? So einfach ist das nicht. Vor allem muss man sich darüber im Klaren sein, was diese Sucht mit sich bringt. Eltern sollten ihr Bestes tun, um ihren Kindern bessere Gewohnheiten beizubringen und die Kommunikation zu optimieren. Damit meine ich, dass wir ein für alle Mal verstehen müssen, dass Mobiltelefone nicht die Kindermädchen unserer Kinder sein können. Die Lösung des Problems liegt in einer klugen Kontrolle der wahllosen Nutzung technischer Geräte vom frühesten Kindesalter an.

WIE KÖNNEN WIR DIE AUSWIRKUNGEN DER TECHNOLOGIE AUF UNSERE ERHOLUNG UND UNSER TÄGLICHES LEBEN VERRINGERN?

- Reduziere das Licht auf den Bildschirmen, wenn die Schlafenszeit naht. Sowohl Tablets als auch Handys haben jetzt einen „Nachtmodus“, bei dem die Auswirkungen von blauem Licht reduziert werden.

- Kaufe dir eine Brille mit Blaulichtfilter. Dadurch wird die Lichtmenge, die auf die Netzhaut trifft, minimiert. Dadurch wird die Zirbeldrüse veranlasst, auf natürliche Weise Melatonin zu produzieren, wodurch sich die Person schläfrig fühlt.

- Nachts sollten wir gedämpfte Lampen und Leuchten verwenden. LED-Lichtpunkte sind zwar effizienter, haben aber auch eine stimulierende Wirkung auf unser Gehirn. Es ist ratsam, sie zumindest über Nacht abzudecken.

Ich werde nicht müde zu betonen, dass eine gute und gesunde Erholung wichtig ist, sowohl für Kinder als auch für Erwachsene. Ideal wäre es, wenn man sich vor dem Schlafengehen mindestens zwei Stunden lang von jeglicher Art von Technologie fernhält. Ein Buch zu lesen, eine heiße Tasse Tee zu trinken oder einfach nur ein angenehmes Gespräch zu führen, reicht aus, um das Gehirn zu entspannen und zur Ruhe zu bringen. Schon nach kurzer Zeit wirst du merken, dass du mit der Energie aufwachst, die du brauchst, um dich den Herausforderungen des neuen Tages zu stellen.

Kapitel 5

Alle Theorien über den Schlaf weisen darauf hin: Schlafprobleme können für die Gesundheit und das Wohlbefinden gefährlich sein

Das erste, was ich bei meinen Nachforschungen herausgefunden habe, ist, dass das Bedürfnis des Menschen, tagsüber zu schlafen, für Wissenschaftler immer noch ein Rätsel ist. Warum haben Erkrankungen wie Angstzustände, Depressionen und körperliche/geistige Krankheiten oft ihre Wurzeln im Schlafmangel? Ich werde die wichtigsten Theorien vorstellen, die zur Beantwortung dieser Frage aufgestellt wurden:

THEORIE DER UNTÄTIGKEIT

Die Inaktivitätstheorie, die auch als adaptive oder evolutionäre Theorie bezeichnet wird, besagt, dass die Einstellung der nächtlichen Aktivitäten beim Menschen eine Anpassung ist, die dem Überleben dient. Der Mensch hält sich in Zeiten der Gefahr aus gefährlichen Gebieten fern. Es wird angenommen, dass dieses Verhalten ursprünglich von Tieren stammt. Diejenigen, die sich dafür entschieden, wegzugehen und still zu bleiben, konnten überleben, und dies führte zu dem, was wir heute Schlaf nennen.

THEORIE DER ENERGIEERHALTUNG

Unsere Vorfahren waren mit der natürlichen Auslese konfrontiert, d. h. mit der Notwendigkeit, Ressourcen zu finden und sie effizient zu nutzen. Diese Theorie basiert auf der Tatsache, dass diese Individuen ihren Energieaufwand während der Nacht oder am Tag reduzieren mussten, insbesondere wenn es unwahrscheinlich war, Nahrung zu finden.

THEORIE DER WIEDERHERSTELLUNG

Diese Theorie wird von den meisten Wissenschaftlern aufgrund empirischer Beweise, die in Experimenten mit menschlichen und tierischen Versuchspersonen gesammelt wurden, unterstützt. Sie basiert auf der Tatsache, dass der Körper die Energien, die er im Wachzustand verbraucht, wiederherstellen muss, sodass der Schlaf dem Körper ermöglicht, sich zu reparieren und zu verjüngen. Fachleute haben diese Theorie an Tieren getestet, die bei Schlafentzug ihre Immunfunktion verlieren und unwiederbringlich sterben.

Diese Theorie besagt, dass nicht nur die biologischen Funktionen des Körpers während des Schlafs wiederhergestellt werden, sondern dass auch das Gehirn und die kognitiven Funktionen während des Schlafs Zellen regenerieren.

DIE PLASTIZITÄT DES GEHIRNS

Diese Theorie ist die neueste und basiert auf der Vorstellung, dass Schlaf und Gehirn mit den Veränderungen im Gehirn zusammenhängen. Deshalb schlafen Babys normalerweise viele Stunden lang. Ihr Gehirn ist dabei, sich zu organisieren, und sie brauchen Ruhe, um dies erfolgreich zu tun. Wenn Erwachsene an Schlaflosigkeit leiden oder ihre Ruhezeiten unregelmäßig sind, nimmt ihre kognitive Leistungsfähigkeit ab, was sie langsam, vergesslich und launisch macht.

Abgesehen davon ergänzen sich alle genannten Theorien gegenseitig. Wichtig ist, dass all diese Theorien dazu geführt haben, dass die Wissenschaftler besser verstehen, warum wir uns schläfrig fühlen. Der Grund dafür ist entweder die Evolution, das Überleben oder die Energieeinsparung. Außerdem wissen wir heute mehr über Schlafentzug – etwas, das sich negativ auf unseren Körper auswirken kann.

DIE WICHTIGKEIT DES SCHLAFS

Stimuliert das Immunsystem
Im Ruhezustand produziert der Körper ein Protein namens Zytokin, das für die Bekämpfung von Infektionen und Entzündungen zuständig ist. Das heißt, wenn wir wenig schlafen, wird unser Immunsystem geschwächt und wir sind anfälliger für Viren oder Bakterien, weil unsere Abwehrkräfte stark nachlassen.

Der Stoffwechsel wird beeinträchtigt
Jüngsten Studien zufolge wird Fettleibigkeit mit schlechter Schlafqualität und schlechten Schlafgewohnheiten in Verbindung gebracht. Menschen, die unter Narkolepsie leiden, neigen zu Übergewicht. Und nicht nur das: Menschen, die unter Schlafwandeln und Schlaflosigkeit leiden, neigen dazu, bei Tagesanbruch zu essen. Dadurch nehmen sie an Gewicht zu und verursachen Verdauungs- und Gesundheitsstörungen, die vermieden werden könnten, wenn sie ihren Schlafzyklus kontrollieren würden.

Das Herz-Kreislauf-System wird in Mitleidenschaft gezogen

In einer neueren Untersuchung kamen Mediziner zu dem Schluss, dass schlechter Schlaf die Wahrscheinlichkeit von Herz-Kreislauf-Erkrankungen erhöht. Dieser Gedanke beruht auf der Vorstellung, dass wir in der heutigen Zeit des digitalen technologischen Fortschritts zwei Stunden von unserer typischen Schlafzeit abgezogen haben. Das bedeutet, dass sich die durchschnittliche Ruhezeit auf fünf oder sechs Stunden reduziert hat. Und obwohl dies von Person zu Person unterschiedlich ist, benötigt der Körper mindestens acht Stunden, um alle notwendigen Regenerationsprozesse durchzuführen und eine optimale körperliche und geistige Funktion zu entwickeln.

Außerdem sind Menschen, die nicht ausreichend schlafen, dem Risiko ausgesetzt, gesundheitliche Probleme wie Diabetes, Bluthochdruck und Fettleibigkeit zu entwickeln, um nur einige zu nennen.

Vom kognitiven Standpunkt aus betrachtet, verursacht zu wenig Schlaf Stress. Die Ausschüttung von Hormonen wie Cortisol wird aktiviert, um zusätzliche Energie zu erzeugen. Das ermöglicht es einer Person, bei Gefahr zu kämpfen oder zu fliehen. Dies ist eine gesunde Reaktion des endokrinen Systems, die vom zentralen Nervensystem gesteuert wird und somit den Schlafzyklus beeinflusst. Wenn man schlecht oder wenig schläft, entsteht ein Kreislauf, in dem eine Person durch einen hohen Cortisolspiegel mehr Stress erfährt. Dies führt dazu, dass sich das Stressniveau im Allgemeinen verschlechtert.

Gedächtnisverlust

Während des Schlafs ruht der Körper, aber das Gehirn ist wach. Es verarbeitet die Ereignisse des Tages und bildet Erinnerungen.

Die Forschung hat gezeigt, dass Schlaf für die Konsolidierung von Erinnerungen notwendig ist. Ohne ausreichenden Schlaf entwickelt dein Gehirn ein schlechtes Gedächtnis und hat es schwer, neue Informationen aufzunehmen und zu behalten.

Wenn man dies alles analysiert, wird deutlich, wie wichtig der Schlaf für alle Lebewesen ist. Er hilft uns, körperlich zu heilen, uns von Krankheiten zu erholen, Stress abzubauen, Konflikte zu lösen, Erinnerungen aufzubauen und unsere motorischen Fähigkeiten zu optimieren. Die Anzahl der Stunden, die man im Bett verbringt, ist nicht automatisch gleichbedeutend mit gutem Schlaf. Es kommt auch auf die Qualität der Erholung an.

Inaktives Gehirn

Wenn das Gehirn durch tagelangen - vielleicht wochenlangen – Schlafmangel müde ist, verlangsamt es sich merklich. Menschen, die wenig oder schlecht schlafen, zeigen Anzeichen von geistiger Trägheit; sie neigen dazu, mehr Fehler zu machen als Menschen, die gut schlafen. Diese Menschen sind tagsüber unaufmerksam. Es fällt ihnen schwer, schnell zu denken. Dieser Konzentrationsmangel kann schwerwiegende Folgen haben, wenn der Betroffene als Fahrer, Pilot oder Koch arbeitet.

Es ist nicht verwunderlich, dass Menschen mit Schlaflosigkeit in kognitiver Hinsicht Schwierigkeiten haben, ihre Ziele zu erreichen. Sie sind den ganzen Tag damit beschäftigt, sich Gedanken darüber zu machen, wie sie etwas erreichen können. Sie wissen, dass sie etwas tun müssen, aber sie wissen nicht, wie oder wo sie anfangen sollen. Wenn du deine Ziele erreichen und erfolgreich sein willst, empfehle ich dir, Kapitel 2 noch einmal zu lesen. Dort gebe ich dir Tipps, wie du deinen

Geist neu programmieren kannst, nachdem du deinen Schlaf kontrollieren konntest.

Nur wenige Stunden und mit Unterbrechungen zu schlafen, hat schwerwiegende Folgen für die Gesundheit. Die Funktionen des Organismus werden beeinträchtigt, und die Lebenserwartung sinkt. Bei den Jüngsten, die bis Mitternacht und darüber hinaus mit ihren Handys oder Tablets wach bleiben, kommt es zu Leistungseinbußen in der Schule. Und bei Erwachsenen äußert sich dies im beruflichen oder sozialen Bereich durch Reizbarkeit und mangelnde Aufmerksamkeit. Es gibt sogar Arbeitsunfälle, bei denen die Beteiligten später zugegeben haben, eine schlechte Nacht gehabt zu haben.

Es gibt einen wichtigen Punkt, den ich dir gerne verständlich machen möchte. Die Schlafstunden, die du bekommst, können nicht durch ein Nickerchen am Tag wieder aufgeholt werden. Denn wenn du tagsüber schläfst, kann das Gehirn seine Funktionen nicht richtig ausführen. Im Gegenteil, dies könnte die Schlafphasen beeinträchtigen und bestimmte Störungen verschlimmern.

Schlaflosigkeit ist die Störung, die weltweit am häufigsten in die ärztliche Sprechstunde kommt. Laut WHO-Statistiken sind weltweit mindestens 30 % der Menschen von dieser Krankheit betroffen.

SCHLAFMANGEL KANN ALZHEIMER UND FRÜHE DEMENZ AUSLÖSEN

Studien, die diese Aussage stützen, wurden auf der internationalen Konferenz der Alzheimer-Gesellschaft in Vancouver, Kanada, vorgestellt. Diese Untersuchungen wurden am Brigham Hospital in Boston, Vereinigte Staaten, durchgeführt. Eine der Schlussfolgerungen war, dass Schlafprobleme, einschließlich übermäßiger Schlaf, zu wenig Schlaf und die Anzahl der Nickerchen, die eine Person während des Tages macht, das Risiko von Alzheimer und Demenz erhöhen.

Die Ergebnisse zeigten auch, dass diejenigen, die nur wenige Stunden schliefen (weniger als fünf) und diejenigen, die acht oder mehr Stunden schliefen, im Durchschnitt niedrigere kognitive Funktionen aufwiesen als diejenigen, die sieben Stunden pro Tag schliefen. Bei den Teilnehmern wurden Bluttests durchgeführt, um Verbindungen zu bestimmen, die auf den Beginn der Alzheimer-Krankheit hinweisen. Diejenigen, die zu wenig oder zu viel schliefen, zeigten diese Veränderungen.

Zu wenig oder zu viel Schlaf sollte also bei Menschen mit Schlafstörungen, insbesondere bei älteren Erwachsenen, ein Alarmzeichen sein.

Der Schlüssel liegt hier in der Antizipation. Schlafprobleme sollten frühzeitig angegangen werden, egal ob es sich um zu viel oder zu wenig Schlaf handelt. Am besten ist es, ein Gleichgewicht zu finden. Es wird empfohlen, mindestens sieben Stunden am Stück zu schlafen. Wenn du dich nachmittags müde fühlst, solltest du ein kurzes Nickerchen von höchstens 30 Minuten machen und dann bis zum Schlafengehen aktiv bleiben.

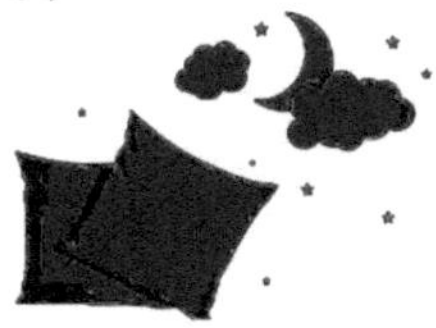

Kapitel 6

Eine gesunde Erholung setzt deine Kreativität frei, und du hast die Kraft zu gedeihen

Wir haben bereits darüber gesprochen, was passiert, wenn wir uns nicht richtig ausruhen. Es beeinflusst uns auf allen Ebenen. Immer mehr Fachleute sind sich einig, dass es die Kreativität steigert, wenn wir uns die nötige Zeit zur Entspannung und Erholung nehmen. Das liegt daran, dass wir unseren Geist auf die Aufgabe einstellen können, die wir gerade erledigen. Deshalb können in diesen Momenten der Abstraktion andere Ideen gedeihen. Die Vorstellung, dass optimale Produktivität nur in den Stunden erreicht wird, die der Arbeit gewidmet sind, ist ein Irrtum. Diese Art von Philosophie hat eine Generation von Menschen hervorgebracht, die von der ständigen Bemühung, immer anspruchsvollere Ziele zu erreichen, überfordert sind. Der Effekt ist das Gegenteil von dem, was gewünscht ist.

Die Fähigkeit zur Kreativität und damit zur Innovation wird blockiert.

WAS IST KREATIVITÄT, UND WARUM IST SIE SO WICHTIG FÜR DIE PERSÖNLICHE ENTWICKLUNG?

Kreativität ist die Fähigkeit, neue Ideen und Konzepte zu entwickeln. Sie ist gleichbedeutend mit originellem Denken, einer typischen Fähigkeit der menschlichen Kognition.

Kreativität ist eine unglaubliche Gabe, die die Menschheit besitzt. Während sich die Welt verändert und weiterentwickelt, entwickeln wir neue Formen der Kreativität. Viele Menschen glauben, dass sie keine kreativen Fähigkeiten haben. Ich glaube jedoch, dass alle Menschen mit dieser Fähigkeit geboren werden. Das liegt daran, dass die menschliche Intelligenz tiefgreifend und besonders kreativ ist. Wir fangen an, alles um uns herum zu verändern, wenn wir anwesend sind, und das ist das Wesentliche am Schaffen: die Welt, in der wir leben, zu verändern.

Unsere Welt ist eine Welt der Ideen, Überzeugungen und Werte, der Fantasie und der Kultur. Bei der Kreativität geht es nicht darum, die Welt so zu empfinden, wie sie ist, sondern vielmehr darum, Ideen über sie zu haben.

Wir können sogar beobachten, wie verschiedene Gemeinschaften auf der ganzen Welt nach Ideen leben, die in ihrer Kultur, ihrer Eigenart und ihren gelebten Erfahrungen verwurzelt sind.

Die großen Revolutionen waren das Ergebnis innovativer Ideen, anderer Sichtweisen auf die Realität, die schließlich die alten Kulturen veränderten, was der grundlegende Prozess des Wandels ist.

Originelle Ideen sind geistige Prozesse, die aus der Vorstellungskraft hervorgehen. Die Vorstellungskraft ist ein privater Prozess des Individuums - seines inneren Selbst. Was wir uns im Privaten vorstellen, hat vielleicht keine Auswirkungen auf die Welt und wird vielleicht nie jemandem außer uns selbst bekannt sein. Kreativität ist verwirklichte Vorstellungskraft.

Wir alle haben Vorstellungskraft, und wir haben schon mehr als einmal gesehen, wie sie verwirklicht wurde. Dieses Buch zum Beispiel begann als eine Idee in meinem Kopf, in meiner Vorstellung, und heute liest du es. Es wurde zu etwas Greifbarem - etwas, das von meinem Geist in deine Hände übergegangen ist.

Der kreative Prozess

Nur Menschen verfügen über die sogenannte gemeinsame Fähigkeit: die Fähigkeit, Welten und einen gemeinsamen Fokus der Aufmerksamkeit zu teilen. Die Kraft des symbolischen Denkens ist eine der größten Fähigkeiten des Menschen, genau wie die Sprache. Vom Säuglingsalter an lernen wir Laute, Wörter und Buchstaben und verstehen, wie sie Konzepte darstellen. Tiere haben dazu nur eine begrenzte Fähigkeit.

Solche symbolischen Darstellungen haben zu komplizierten Formen der Sprache geführt: mathematische Berechnungen aus der Zeit der Pharaonen, Musik aus dem Mittelalter, geschriebene Musik (obwohl wir wissen, dass sie viel früher entstanden ist) und Höhlenkunst aus fernen Zeiten, um nur einige zu nennen, die alle unsere Vorstellungen und Gefühle über die Welt bestimmen.

Die Art und Weise, wie unsere Sinneswahrnehmung die Welt wahrnimmt, ist von Mensch zu Mensch einzigartig. Das liegt daran, dass wir unterschiedliche Blickwinkel haben und an unterschiedlichen Orten leben.

Wir haben bereits festgestellt, dass unsere Ideen oder Überzeugungen uns befreien oder untergehen können. Indem wir die Welt, in der wir leben, buchstäblich erschaffen, können wir sie auch zerstören. Im langen Zyklus der evolutionären Prozesse der Kultur im Laufe der Geschichte finden wir kürzere Zyklen als das schöpferische Werk des Einzelnen oder einer Gruppe von Einzelnen.

Diese individuellen Mini-Perioden des evolutionären Wandels umfassen ein ganzes Leben – nicht mehr und nicht weniger. Im Laufe des Lebens kann ein Mensch eine oder mehrere schöpferische Perioden haben, in denen er Ideen verwirklichen kann, die in seiner Fantasie geboren wurden. Diese Ideen tragen dazu bei, entweder die Person oder ihre Umgebung zu verändern.

Kreativität verbessert unsere Gefühle

Wir können unsere persönliche und soziale Entwicklung sowie unsere Gefühle durch Kunst ausdrücken. Denjenigen, die denken, dass dies etwas Kompliziertes ist, sage ich, dass sie kein Experte auf diesem Gebiet sein müssen oder über ein tiefes Wissen verfügen müssen. Wir sind alle durchaus in der Lage, kreativ zu sein.

Wer seine Vorstellungskraft einsetzt, verbessert seinen emotionalen Zustand. Nachdem wir unsere Gefühle und

Emotionen durch die verschiedenen kreativen Strömungen ausgedrückt haben, fühlen wir uns zuversichtlich und sicher. Der bemerkenswerteste Vorteil ist, dass sie sich direkt auf das Selbstwertgefühl auswirkt. Sie stimuliert es und bringt es auf ein hohes Niveau, was das Ziel eines jeden Menschen sein sollte, um sein Selbstwertgefühl zu steigern.

Originalität wird oft mit etwas verwechselt, das noch nie jemand auf der Welt gesehen hat, aber der gesunde Menschenverstand sagt uns, dass etwas Kreatives auf verschiedenen Ebenen originell sein kann, für den Einzelnen, die Gemeinschaft oder die Menschheit. Wenn wir unsere Berufung finden, entdecken wir die wahre Kraft der Kreativität und beginnen, die besten persönlichen kreativen Talente anzubieten, die wir haben können.

Kreativ zu sein ist ein unbestreitbarer Vorteil

Jede Kultur bringt neue Ideen und Konzepte hervor, um ein Gefühl der Zugehörigkeit und des Sinns zu erlangen. Erfolg entsteht, wenn man sich seines Beitrags zur Welt bewusst ist, und der Funke dieses Beitrags kommt von einem kreativen Ort. Das Verständnis der Kraft, die von der Kreativität ausgeht, kann uns in vielerlei Hinsicht helfen, uns zu verbessern.

Kreativität ist die Freude am Leben, die darin besteht, zu experimentieren, innovativ zu sein, Risiken einzugehen, Regeln zu brechen, Fehler zu machen und daraus zu lernen. Dieser Zustand der Freude, der dadurch entsteht, dass wir unseren kreativen Instinkten folgen, gibt uns Sinn und Zweck. Er hilft uns, unsere Menschlichkeit zu entwickeln, und steigert unsere Fähigkeit, erfolgreich zu sein um ein Vielfaches.

Kreativität wird in der vernetzten Wirtschaft von heute immer wichtiger, weil sie die besten Ergebnisse liefert. Während die Welt ihren Innovationswettlauf fortsetzt, sind schneller und billiger gleichbedeutend mit dem, was uns in Bezug auf den individuellen kreativen Beitrag von der Masse abhebt. Je mehr wir teilen und schaffen, desto mehr entdecken wir, wie wertvoll dieses Konzept ist.

Im Folgenden beschreibe ich vier Wege, wie Kreativität zu einem erfolgreicheren Leben führt:

1. Kreativität schafft eine tiefere Verbindung zur Arbeit

Kreativität ist der Akt des Experimentierens und des Lernens darüber, was funktioniert und was nicht funktioniert. Wenn wir Kreativität als Teil unserer Arbeit sehen und nicht als etwas, das einer kleinen künstlerischen Elite vorbehalten ist, können wir eine tiefere Verbindung zu der Arbeit herstellen, die wir in der Welt leisten. Wenn wir unsere Arbeit als Teil eines größeren Ziels sehen, wird unser Erfolg jedes Mal größer, wenn wir Kreativität zeigen.

Je mehr du eine kreative Prägung siehst, verstehst und fühlst, desto größer wird ihre Wirkung sein. Wer in einer bestimmten Situation die Möglichkeit sieht, über den Tellerrand hinauszuschauen, weil er die Welt anders sieht als seine Kollegen, hat den Vorteil, einen Mehrwert zu bieten, den kein anderer hat. Und weißt du was? Jeder von uns sieht die Welt anders, das ist Teil unserer Einzigartigkeit.

Du besitzt bereits diesen besonderen Vorteil, auch wenn du dir dessen vorher nicht sicher warst. Es ist einschüchternd, mit Ideen vorzutreten, über die sich die Menschen in unserem Umfeld lustig machen könnten. Deshalb vermeiden es viele Menschen ständig, ihre kreativen Gedanken mitzuteilen, widerstehen ihren inneren Talenten und verstecken sich vor den Möglichkeiten ihrer Kreativität.

Das Selbstvertrauen, das sie brauchen, kommt aus dem Wissen, dass das, was sie der Welt zeigen, einzigartig ist. Es kann sie identifizieren, auch wenn sie in einer Menge untergehen.

2. Die Frage stellen

Eine der Möglichkeiten, wie du die Fähigkeit, Kreativität in dein Leben zu bringen, steigern kannst, ist eine „Was wäre, wenn..."-Mentalität. Es kann befreiend sein, Zeit damit zu verbringen, sich zu fragen, zu träumen und sich keinen Stress über die Konsequenzen zu machen, wenn man falschliegt.

Wenn das, was wir erschaffen, nicht bewertet wird oder keine wirklichen Konsequenzen hat, können wir uns neue Lösungen für alte Probleme vorstellen. Elon Musk ist ein gutes Beispiel für den „Was wäre wenn"-Ansatz. Er wandte ihn an, als er ein Unternehmen mit dem Ziel gründete, die kommerzielle Raumfahrt zu ermöglichen. Sein Unternehmen basiert nicht auf dem, was es ist, sondern auf dem, was es sein könnte.

Wenn wir diesen Sinn für Wunder und Spaß in unsere Arbeit, unser Leben und unseren Beitrag zur Welt einbringen, können wir einige der selbst auferlegten Grenzen loslassen, die wir unserem Erfolg auferlegt haben. Wenn wir unsere Arbeit und unser Leben ein wenig mehr wie einen Spielplatz behandeln, werden wir unsere Fähigkeit, etwas zu leisten und beizutragen, steigern.

3. Gelegenheit für neues Denken
Wenn wir an einem Projekt arbeiten, sei es im Team oder allein, kann es vorkommen, dass wir auf der Suche nach einer Lösung für ein Problem gegen eine Wand stoßen. Anstatt nach einer Lösung zu suchen, sollten wir manchmal unserem kreativen Gehirn erlauben, nach Antworten zu suchen, die vielleicht noch verborgen sind. Und mit versteckt meine ich, dass sie noch nicht geschaffen wurden.

Nimm dir etwas Zeit, um dich von der Arbeit zurückzuziehen und einfach über Dinge nachzudenken, die vielleicht unmöglich erscheinen, aber neue Ideen hervorbringen können. Wenn du dich traust, Ideen zu kombinieren, kannst du zu einer Lösung kommen, die du sonst nicht sehen würdest.

Wenn man zum Beispiel eine Frage stellt und einfach über eine Lösung nachdenkt, kann eine Lösung entstehen, die man vorher nicht gesehen hat. Wie könnten wir zum Beispiel das Einsteigen der Passagiere am Flughafen verbessern, indem wir uns neue Ideen ausdenken, die es vorher nicht gab?

4. Schaffe neue Wege des Lernens und steigere die Gehirnaktivität.
Wenn wir kreativ sind, öffnen wir unseren Geist für neue Gedanken. Wir beginnen, neue Ideen und Möglichkeiten zu sehen, die wir vorher nicht wahrgenommen haben. Wir bringen auch unsere Amygdala oder unser „Eidechsenhirn" zum Schweigen, das sich oft im Kampf- oder Fluchtmodus befindet, um uns zu schützen.

Ich werde in einem späteren Kapitel ausführlich auf die Visualisierung eingehen, denn ich bin sicher, dass sie dir zusammen mit der Kreativität die Mittel an die Hand geben wird, um den Erfolg zu erreichen, den du dir so sehr wünschst.

Kapitel 7

Das Schlafverhalten in den goldenen Jahren

Das Alter verschlimmert die Schlaflosigkeit, denn im Laufe der Jahre schlafen wir immer weniger. Ich erinnere mich, dass ich als Teenager auf einem Felsen schlafen konnte. Im Laufe der Jahre nahm diese Qualität ab. Die nächtliche Wachsamkeit in diesem Alter steht in direktem Zusammenhang mit Schlafunterbrechungen (wir müssen häufig auf die Toilette gehen) und Symptomen, die durch chronische Krankheiten verursacht werden. Viele Menschen sind sich einig, dass ihr Schlaf mit zunehmendem Alter immer schlechter wird.

DIE RENTE BEEINTRÄCHTIGT DIE QUALITÄT DER ERHOLUNG

Wenn die Rente näher rückt, sind die Menschen voller Vorfreude darauf, wie ihr Leben aussehen wird, wenn sie endlich ihre goldenen Jahre genießen können. Doch nichts bereitet sie auf eine plötzliche Veränderung ihrer täglichen Aktivitäten vor. Die Routine und Dynamik, die sie jahrelang eingeführt haben, ändert sich. Der Stress und die körperliche Aktivität nehmen ab, und der Schlaf wird beeinträchtigt.

Die meisten Rentner berichten, dass der Schlafmangel die sichtbarste und unmittelbarste Veränderung ihres Lebensstils nach dem Eintritt in den Ruhestand darstellt. Die ersten Monate können sehr frustrierend sein, da viele bis spät in die Nacht ziellos im Haus umherwandern, weil sie nicht schlafen können.

Die Zeit, zu der ein frischgebackener Rentner aufwacht, kann in dieser Phase sehr unterschiedlich sein. Er ist nicht mehr von einem Wecker abhängig, und deshalb findet der Körper allmählich seinen eigenen Rhythmus. Ich habe bereits erwähnt, dass körperliche Aktivität und Bewegung eine große Hilfe beim Einschlafen sind. Deshalb kann ein einfacher Nachtspaziergang in dieser Phase sehr hilfreich sein.

NÜTZLICHE TIPPS FÜR DEN BEGINN DES RENTENALTERS

Ruhig bleiben
Es ist beruhigend zu wissen, dass du nur eine Anpassungsphase durchmachst und die Schlaflosigkeit nicht für immer bleiben wird. Viele Menschen nehmen aus Verzweiflung Schlaftabletten ein. Am besten wartest du, bis sich dein Schlafrhythmus auf natürliche Weise ausgleicht.

Pläne schmieden
All die Erwartungen, die du immer für deinen Ruhestand hattest, werden oft auf unbestimmte Zeit zurückgestellt. Die Enge der letzten zwei Jahre hat uns auf sozialer Ebene betäubt, aber da die Menschheit voranschreitet und die Pandemie überwindet, ist es an der Zeit, zur Normalität zurückzukehren.

Organisiere Treffen und Aktivitäten mit deinen Kollegen im Rentenalter. Beteilige dich an weniger WhatsApp-Gruppen und Zoom-Sitzungen und plane mehr persönliche Treffen, wobei du natürlich immer auf deine Gesundheit achten solltest.

Setze die guten Schlafgewohnheiten fort, die ich in Kapitel 3 beschrieben habe. Vermeide es, dein Handy nach dem Schlafengehen zu benutzen, so verlockend es auch sein mag. Was technologische Schlaflosigkeit im 21. Jahrhundert bedeutet, werde ich in einem späteren Kapitel ausführlich erläutern.

Jeder Lebensabschnitt ist voller Bedeutung
Jede Phase des Lebens muss voller Sinn sein. Es stimmt zwar, dass die Besteigung des Himalaya für die meisten Senioren ein unrealistisches Ziel ist, aber es ist wichtig, sich mit sinnvollen Aktivitäten zu beschäftigen. Wer viel Freizeit hat, kann es sich leisten, neue Dinge auszuprobieren, Museen zu besuchen und im Stadtpark Vögel zu beobachten. Diese Aktivitäten sollten nicht nur dazu dienen, eine Lücke in unserem Zeitplan für den Ruhestand zu füllen, sondern es müssen auch Aktivitäten sein, mit denen wir uns identifizieren und die uns viel Spaß machen. Sie sollten unsere Seele nähren, sodass wir am Ende des Tages mit einem Lächeln im Gesicht einschlafen können.

WELCHE MÖGLICHKEITEN HAST DU, WENN DU SCHLAFSTÖRUNGEN ZU LINDERN VERSUCHST?

Wenn wir mit Schlafmangel zu kämpfen haben, wollen wir eine sofortige Lösung. Die häufigsten Lösungen reichen von schlaffördernden Kräutern in weniger schweren Fällen bis hin zur medikamentösen Behandlung. Schlafmangel veranlasst viele Menschen dazu, das Problem selbst zu lösen. Nachdem sie wochenlang verschiedene Alternativen ausprobiert haben, gehen sie wahrscheinlich zu einem Spezialisten.

In der Regel ist die erste Option die Einnahme von Kräutertees, wie z. B. Baldrian. Diese natürlichen Beruhigungsmittel können zwar helfen, sind aber nur mild und bei schwerer Schlaflosigkeit nicht so wirksam. Die Einnahme von Melatonin-Ergänzungskapseln ist ebenfalls sehr beliebt, und Studien weisen darauf hin, dass die regelmäßige Einnahme recht sicher ist. Zu den Nebenwirkungen können Kopfschmerzen, Übelkeit und Tagesmüdigkeit zählen.

Medikamente

Derzeit stehen mehrere Medikamente zur Verfügung, die auf unterschiedliche Weise auf zellulärer Ebene eingreifen, um einen stabilen Schlafrhythmus zu erreichen. Neben den Vorteilen, die jedes dieser Medikamente mit sich bringen kann, gibt es jedoch auch einige unerwünschte Wirkungen wie Kopfschmerzen, Tagesmüdigkeit und sogar Atemprobleme. Nicht zu vergessen natürlich die gefürchtete Abhängigkeit.

Für ältere Menschen ist das Risiko noch größer, da sie wahrscheinlich bereits täglich Medikamente gegen chronische Krankheiten einnehmen, die bei gleichzeitiger Einnahme von Schlafmitteln zu Reaktionen führen können.

Es gibt keine festen Regeln für die Heilung von Schlaflosigkeit, und jeder Organismus hat seine eigenen Merkmale und Hintergründe. Der Erfolg einer bestimmten Therapie erfordert eine vorherige Untersuchung des Zustands des Patienten.

Es gibt Fälle von schwerer Schlaflosigkeit, in denen Medikamente und eine einfache Änderung der Gewohnheiten nicht infrage kommen. Diese Patienten befinden sich oft in einem Zustand permanenter Verzweiflung. Einerseits spüren sie die Folgen der unzureichenden Erholung. Andererseits sind sie in ständiger Sorge, nicht einzuschlafen, und machen sich verständlicherweise Sorgen um ihre Gesundheit.

Schlaftabletten können sofortige Linderung verschaffen, aber sie machen süchtig. Mit der Zeit hat die regelmäßige Einnahme nicht mehr die Wirkung, die sie anfangs hatte.

Diese Menschen haben schon alles versucht. Sie haben Vorkehrungen getroffen, um ihre Schlafumgebung zu verbessern, und sogar einige oder alle der in Kapitel 3 beschriebenen bewährten Praktiken befolgt, aber ihre Schlaflosigkeit hält trotzdem an. Welche Möglichkeiten gibt es für sie?

CBT-I. Kognitiv-verhaltenstherapeutische Behandlung von Schlaflosigkeit.
Umfangreiche Forschungsarbeiten zu diesem Thema haben eine Kurzzeittherapie entwickelt, die sich in den schwierigsten Fällen von Schlaflosigkeit als wirksam erwiesen hat.

Was ist CBT-I?
Diese Therapie[3] zielt auf eine radikale Veränderung des Schlafverhaltens ab. Dazu werden verschiedene Techniken eingesetzt, die keine Medikamente beinhalten und auf eine langfristige Verbesserung abzielen. Die Dauer der Therapie beträgt sechs bis acht Sitzungen, um erste Ergebnisse zu erzielen. Einige Patienten haben jedoch schon viel früher positive Ergebnisse erzielt.

3 https://www.sleepfoundation.org/insomnia/treatment/cognitive-behavioral-therapy-insomnia

Die erste Sitzung besteht in der Regel aus einem Gespräch, in dem die Schlafgeschichte des Patienten analysiert wird, um einen individuellen Behandlungsplan zu erstellen.

Es gibt keine Einschränkungen für den Zugang zu dieser Therapie, und ihr Erfolg wurde bei Jugendlichen, Erwachsenen und älteren Menschen nachgewiesen.

Diese Behandlung mit mehreren Wirkungen greift in folgende Bereiche ein:

1. ***In den Bereich der kognitiven Entwicklung des Individuums, indem Techniken angewandt werden,*** die darauf abzielen, die Denkweise des Patienten zu verändern, indem negative Überzeugungen in Bezug auf den Schlaf abgebaut werden. In diesen Sitzungen werden die meisten der mit Angst und Depression verbundenen Überzeugungen angegriffen.

2. ***Stimuluskontrolle.*** Während der Therapie sollte sich der Patient nur im Bett aufhalten, wenn er schläft oder Sex hat. In der Regel sollte man nicht länger als zehn Minuten wach im Bett liegen. Um dies zu erreichen, werden zeitlich festgelegte Alarme gestellt. Der Therapeut muss diese gewollte Schlafeinschränkung genau überwachen. Durch die Verringerung der Schlafdauer stellt sich tagsüber ein Zustand der Müdigkeit ein, der sich schließlich häufiger vor dem Schlafengehen zeigt. Wenn die Therapie anschlägt, wird der Patient im Laufe der Therapie mehr Schlaf bekommen.

3. ***Entspannungstechniken.*** Sie zielen darauf ab, einen Zustand geistiger und körperlicher Entspannung zu erreichen:

Meditation, Atemübungen und Hypnosesitzungen (dieses Thema wird in Kapitel 8 ausführlich behandelt) werden häufig kombiniert.

4. ***Biofeedback.*** Es besteht darin, die Vorgänge in unserem Körper mithilfe einer entsprechenden Technologie zu überwachen. Diese Messwerte (Temperatur, Herzfrequenz, Gehirnströme) liefern uns unschätzbare Daten, um zu erfahren, wie unser Körper funktioniert und wie er unsere Erholung beeinflusst.

Optimierung der Umgebung des Schlafzimmers
In Kapitel 3 haben wir über eine besondere Verbesserung gesprochen, die uns hilft, die notwendigen Bedingungen für eine ununterbrochene Erholung zu schaffen.

Überprüfung und Korrektur von schlechten Schlafgewohnheiten. Sie können sich das wie eine Reinigung vorstellen. Dabei werden alle Gewohnheiten, die zu unserer Schlaflosigkeit beitragen, identifiziert und dann durch richtige Schlafpraktiken ersetzt (Kapitel 3). Vielleicht wendest du bereits verschiedene Techniken an. Am besten ist es, diese Informationen mit deinem Therapeuten zu teilen. Denk‘ daran, dass es letztlich darum geht, eine individuelle Behandlung für deinen Fall zu entwickeln.

Stufe der Ausbildung auf psychologischer Ebene
In dieser Phase geht es darum, gute Gewohnheiten zu verbessern und den Zusammenhang zwischen Gedanken, Gefühlen und gutem Schlaf zu stärken.

Die CBT-I ist eine Therapieform, die die einzigartigen Bedingungen jedes Einzelnen analysiert und auf der Grundlage dieser wichtigen Daten eine vollständig personalisierte Behandlung anbietet. Indem wir diese neuen Gewohnheiten in unser tägliches Leben integrieren, findet ein allgemeiner mentaler Wandel statt. Dieser wirkt sich positiv auf andere Bereiche unseres Lebens aus.

Die Wirkung dieser Therapie ist zwar nicht so unmittelbar wie die einer medikamentösen Behandlung, hält aber in der Regel länger an. Denn die CBT-I ist eine Umstellung von Gewohnheiten und Überzeugungen mit dem Ziel einer dauerhaften Verbesserung.

The best dreams

happen

When you are

awake

Kapitel 8

Die Macht der Hypnotherapie

Weit weg ist das Bild, das die Menschen früher von der Hypnose hatten: ein Mann mit einem Pendel, der versucht, den Geist des Patienten zu fangen. Er will in dessen Unterbewusstsein eindringen und es nach Belieben steuern. Weit entfernt von Fernsehsendungen voller Lügen und Übertreibungen liegt die Wahrheit:

Es ist ein wunderbares therapeutisches Instrument, das der Psychologe oder Facharzt zusammen mit anderen Techniken im Rahmen eines Behandlungsplans für einen Patienten einsetzen kann. Damit leitet der Therapeut den Patienten an, indem er Situationen so konstruiert, als ob sie real wären. Wenn alles gut geht, verhält sich die Person dementsprechend. Danach zieht der Therapeut Schlussfolgerungen aus dem Verhalten der Person unter Hypnose. Es handelt sich um eine Behandlung, die Millionen von Menschen mit inneren Konflikten und Erkrankungen wie Phobien, Psychosen oder unerklärlichen Depressionen geholfen hat.

MYTHEN ÜBER HYPNOSE

Der Hauptmythos über diese Therapie – dank skrupelloser Scharlatane – besteht darin, dass viele Menschen sie als ein irrationales Phänomen betrachten, das dem Paranormalen näher steht als der wahrhaftigen Wissenschaft.

Die Person, die sich einer Hypnose unterzieht, verliert die vollständige Kontrolle über ihr Bewusstsein.

Wenn die Person das Bewusstsein verliert, liegt das daran, dass sie einschläft. Aus diesem Grund kann die behandelnde Fachkraft die Therapie nicht fortsetzen, da die aktive Teilnahme der Person, die sich noch im Hypnosezustand befindet, für den Erfolg der Therapie unerlässlich ist.

Der Hypnotiseur verfügt über seltsame Kräfte
Der Therapeut verfügt über wissenschaftlich fundierte psychologische Kenntnisse und therapeutische Fähigkeiten, um bestimmte Störungen zu behandeln, die sonst nicht geheilt werden können.

In Hypnose kann man nicht lügen
Diese Annahme ist völlig falsch. In Hypnose werden nur die Informationen preisgegeben, die das Unterbewusstsein des Patienten zulässt. Der Patient hat immer die Kontrolle.

Der Hypnotiseur kann uns dazu bringen, jede Handlung auszuführen, die er will
Ganz und gar nicht. Das Subjekt wird vom Therapeuten bis zu einer bestimmten Grenze geführt. Der Patient geht nur dorthin, wo er hin will, und nicht darüber hinaus. Außerdem glauben viele, dass wir jegliche Kontrolle über unser Verhalten verlieren. In Wahrheit aber könnten wir nicht hypnotisiert werden, wenn wir es nicht wollten. Wir können aus dem Zustand der Hypnose herauskommen, wann immer wir wollen.

Die Hypnose basiert nicht auf passiven Subjekten. Der Patient muss sich seiner Handlungen bewusst sein, indem er seine Vorstellungskraft einsetzt, was zu einer emotionalen Beteiligung an der Behandlung führt.

Mythen erzeugen Angst und tun so, als könnten sie uns von Dingen wegbringen, die uns nützen. Oder sie bringen uns in die Nähe von Dingen, die uns schaden könnten. Alle Ängste und Befürchtungen, die mit der Hypnose verbunden sind, sind unbegründet. Ich habe bereits erklärt, dass der Mensch während einer Hypnosesitzung nicht zu einem Automaten wird. Deshalb wird der Patient auch keine Handlungen ausführen, mit denen er nicht einverstanden ist. Diese Annahmen sind typisch für Spielfilme.

Die Realität ist anders. Hypnotherapie ist eine nützliche Praxis, solange sie von einem zertifizierten und erfahrenen Therapeuten durchgeführt wird.

Es besteht kein Zweifel, dass die Hypnotherapie eine Suggestionstechnik ist. Sie wurde umfassend erforscht, und ihre Gültigkeit wurde in vielen Bereichen der psychologischen Medizin nachgewiesen. Dennoch muss ich betonen, dass die Garantie für ihre Wirksamkeit von einer Reihe von Merkmalen der Persönlichkeit des Patienten abhängt: von seiner Vorstellungskraft, seiner Reaktion auf frühere Therapien, davon, ob er an einer degenerativen Gedächtniskrankheit leidet usw.

Wenn der Therapeut sich sicher ist, empfiehlt er eine Testsitzung, in der er den Patienten dazu bringt, sich zu entspannen und loszulassen und sich auf die vorgeschlagenen Worte und Bilder zu konzentrieren. Es ist äußerst wichtig, den Suggestionen zur positiven Veränderung von Gedanken, Gefühlen und Verhaltensweisen offen gegenüberzustehen.

VERSCHIEDENE ARTEN VON HYPNOSE

1. Traditionelle Hypnose (durch Suggestion)
   Die traditionelle Hypnose beruht auf der Herbeiführung eines Trancezustands; sobald die behandelte Person diesen Zustand erreicht hat, erhält sie verbale Suggestionen zu ihrem Verhalten oder ihren Gedankeninhalten. Das Hauptziel dieser Methode besteht darin, das Unterbewusstsein zu beeinflussen, z. B. durch die Empfehlung, eine negative Gewohnheit oder Überzeugung aufzugeben.

2. Ericksonsche Hypnose
   Milton H. Erickson, ein amerikanischer Psychologe, war für die Entwicklung dieser Hypnoseform verantwortlich. Er gilt als Pionier auf diesem und anderen Gebieten der Psychotherapie. Bei dieser Therapie werden keine direkten Suggestionen eingesetzt, sondern dem Patienten werden Vergleiche angeboten, die ihn zu kreativem Denken anregen und ihn dazu bringen, über die anstehenden Probleme nachzudenken und Wege zu ihrer Bewältigung zu finden. Es handelt sich um eine sanfte Suggestionsmethode, die ideal für Menschen ist, die Angst vor der Hypnotherapie haben.

3. Kognitiv-behaviorale Hypnose
   Bei dieser Methode wird versucht, signifikante Verhaltensänderungen durch Suggestionen zu erreichen. Die Beeinflussung des Patienten wird als Folge des

Zusammenspiels zwischen dem Geist des Patienten, der körperlichen Entspannung, dem Einsatz der Vorstellungskraft und den Absichten oder Überzeugungen der Person erklärt.

Einige Therapeuten, die sich der kognitiv-behavioralen Ausrichtung verschrieben haben, setzen Hypnosetechniken als Ergänzung zu umfassenderen Interventionen ein, z. B. bei Schlaf-Wach-Störungen, Süchten oder erratischem Persönlichkeitsverhalten.

4. Selbsthypnose
   Wir sprechen von Selbsthypnose, wenn eine Person diesen Zustand durch Autosuggestion herbeiführt. In den sozialen Netzwerken finden wir Tausende von Videos und Audios, die eine tiefe Entspannung herbeiführen können. Dies ist jedoch nur für einfache Situationen nützlich. So werden sie in der Regel eingesetzt, um intra- und interpersonelle Fähigkeiten zu entwickeln (z. B. Durchsetzungsvermögen), Entspannung herbeizuführen und Stress abzubauen, Lampenfieber zu bekämpfen, Gewicht zu verlieren oder das Rauchen aufzugeben. Bei tiefer gehenden Problemen ist die Beratung durch einen professionellen Therapeuten erforderlich.

5. Neurolinguistisches Programmieren (NLP)
   Obwohl man nicht sagen kann, dass es sich um eine reine Hypnoseform handelt, ist das neurolinguistische Programmieren oder NLP eng mit diesen Methoden verwandt. Diese Technik, die von Richard Bandler und John Grinder entwickelt wurde, nutzt „Denkmuster", um psychologische Fähigkeiten zu optimieren.

WIE ENTSTEHT DIE HYPNOTISCHE TRANCE?

Die hypnotische Erfahrung lässt sich als bestimmte sensorische Erfahrung zusammenfassen, bei denen die Suggestionen des Therapeuten oder Hypnotiseurs den Patienten dazu bringen, sich zu entspannen und sich auf die intimsten Erfahrungen, Gedanken, Empfindungen und Gefühle zu konzentrieren. Es handelt sich einfach um eine Interaktion zwischen zwei Menschen, bei der der Patient durch seine Aufmerksamkeit gelenkt wird. Sie kann weit gefasst, aber verschwommen oder unberechenbar sein, ohne Ordnung und Richtung. Es ist die Aufgabe des Therapeuten, die Sitzung so gut wie möglich zu leiten, um Informationen zu erhalten, die dem Patienten nützen.

Wie ich bereits erwähnt habe, erfolgt die Führung einer Person durch Hypnose durch Suggestionen, die drei grundlegende Eigenschaften haben:

- Sie müssen so gestaltet sein, dass sie die kritischen Beobachtungen des bewussten Verstandes der Person übertreffen.
- Die Suggestionen müssen gut strukturiert sein, damit sie verständlich sind.
- Der Inhalt muss den Probanden eindeutig auf das angestrebte Ziel hinweisen.

BEISPIEL EINER HYPNOSE-INDUKTION

Zu Beginn hält der Patient seine Hände etwa 20 bis 30 cm voneinander entfernt. Das ist ein Hinweis darauf, wie sich das Unbewusste äußert. Wenn das Unbewusste induziert werden will, dann werden die Hände zusammenkommen.

Bleiben die Hände dagegen getrennt, ist die Person noch nicht bereit. Wenn sie nach einigen Minuten der Entspannung zusammenkommen, bedeutet dies, dass die Person unbewusst bereit ist, in eine hypnotische Trance einzutreten.

Mit dieser einfachen Körpersprache stellt der Hypnotiseur eine Verbindung zwischen dem Unbewussten des Patienten und seinem Bewusstsein her. Wenn die Hände getrennt sind, bedeutet dies, dass er die Aufgabe nicht mag. Sind die Hände nahe beieinander, ist er mit der Aufgabe einverstanden.

An diesem Punkt der Sitzung bietet der Therapeut, der die Position der Hände des Patienten bemerkt, die therapeutischen Vorschläge an, die er für notwendig hält, und stellt sicher, dass sie mit den Ausatmungen der Person in Trance übereinstimmen.

DIE AUFGABE DES THERAPEUTEN WÄHREND DER HYPNOSE

Die Aufgabe des Therapeuten besteht darin, eine präzise und konsequente Sprache zu verwenden und dabei auf die Sensibilität der Stimmungsschwankungen des Patienten zu achten, um die notwendigen therapeutischen Ergebnisse zu unterstützen.

Der Therapeut ist dafür verantwortlich, den Patienten zu erkennen und ihm den nötigen Raum zu geben. So kann er die Veränderungen, die er erlebt, spontan und in Echtzeit interpretieren. Dadurch kann die Person den Ursprung der Probleme besser verstehen.

Der Therapeut muss richtig kommunizieren, damit der Patient weiß, dass sein Unbewusstes die Kontrolle hat.

FAKTOREN, DIE DEN GRAD DER SUGGESTIBILITÄT DES PATIENTEN BEEINFLUSSEN KÖNNEN

- Erwartungen, Überzeugungen, Motivation, Fähigkeiten, Vorstellungskraft usw. der Person.

- Der kommunikative Stil des Therapeuten, die Art und Weise, wie er die hypnotischen Verfahren durchführt, und der Umgang mit dem Widerstand des Patienten.

- Kommunikation und Vertrauen sind von grundlegender Bedeutung für die Beurteilung, ob die Beziehung gut oder schlecht ist. Das ist wichtig für die Bindung zwischen Therapeut und Patient.

In Hypnosesitzungen können sich die Erlebnisse sehr real anfühlen. Das ist das Ergebnis einer guten Suggestibilitätsarbeit. Der Patient drückt sie aus, als würde er einen Film sehen, während er den suggerierten Szenen seine volle Aufmerksamkeit schenkt und sie so verarbeitet, als wären sie real. Dieses Ergebnis ist möglich, weil der Therapeut ein ausgezeichnetes Maß an Suggestion geleistet hat.

VORTEILE DER HYPNOTHERAPIE

Hypnose ist sowohl bei körperlichen (medizinischen) als auch bei psychischen Problemen hilfreich.

Sie ist wirksam bei der Linderung körperlicher Schmerzen wie Migräne und Fibromyalgie und wird eingesetzt, um bei Krebspatienten die negativen Symptome der Chemotherapie wie Übelkeit zu verringern. Schlaflosigkeit und Angstzustände wurden durch die Hypnotherapie gelindert.

Sogar Patienten nach traumatischen Erlebnissen wurden damit behandelt, wobei die Ergebnisse für die Betroffenen sehr ermutigend waren. Während der Schwangerschaft greifen viele Frauen auf Hypnose zurück, um Symptome wie Übelkeit, Rückenschmerzen und Schwellungen zu lindern und gleichzeitig die Schmerzen während der Geburt zu reduzieren. Hypnosetherapiesitzungen können auch nützlich sein, um zu lernen, Gewohnheiten aufzugeben, wie z. B. den Verzicht auf Tabak und Alkohol. Es ist wichtig, dass die Person entschlossen ist, die Veränderung zu akzeptieren, da sie an der Beseitigung der Gewohnheit arbeiten, sich der Angst stellen und gegen die Auswirkungen der Abstinenz kämpfen muss.

Die Hypnose bietet keine magischen oder sofortigen Antworten, sondern erfordert ein Engagement des Patienten, um die Verhaltensänderung wirklich und wirksam zu machen.

Ich kann bestätigen, dass die Hypnose bei bestimmten körperlichen und psychischen Problemen eine nützliche Technik ist, da sie mehr als 80 % der Probleme, die ihren Ursprung im Unterbewusstsein haben, direkt behandelt. Die Studien und Untersuchungen reißen nicht ab, um die Wirksamkeit dieses Therapiezweigs zu belegen. Ich habe dieses wunderbare therapeutische Instrument intensiv studiert und empfehle es ausgiebig.

Kapitel 9

Vorteile der Meditation für echte Entspannung

Beweise für die Praxis der Meditation wurden bereits in alten Zivilisationen gefunden. Die frühesten Aufzeichnungen über ihre Anwendung gehen auf das Jahr 1500 v. Chr. zurück. Im Westen begann das Interesse am Buddhismus im 18. Jahrhundert. Die englische Veröffentlichung des *tibetischen Totenbuchs* im Jahr 1927 ermöglichte es den Menschen, die Geheimnisse des Todes zu verstehen und zu erfahren, wie man Erleuchtung erlangen kann. Diese Praktiken wurden unter Schriftstellern und dem Adel der damaligen Zeit populär.

Das größte Wachstum der Meditationspraxis im Westen fand ab dem 18. Jahrhundert statt, als das Interesse am Buddhismus zunahm. Hermann Hesse, der deutsche Schriftsteller und Autor von *Siddhartha*, dem Buch, das eine spirituelle Reise zur Selbstfindung beschreibt, gab dem Leser einen Einblick in die Meditation jenseits des religiösen Aspekts. Er unterstrich den Stressabbau, die Entspannung und die Selbstverbesserung, die durch diese Praxis erreicht werden können.

Die Informationen über Meditation sind heutzutage recht umfangreich. Obwohl Meditation eine Neuheit ist, die wahrscheinlich aus dem Osten stammt, ist sie heute für viele

Menschen auf dieser Seite der Welt eine gängige Gewohnheit. Das liegt an den zahlreichen Vorteilen, die dieses Wissen bietet; die enge Beziehung zwischen Körper, Geist und Meditation ist nicht länger ein Privileg, das nur wenige kennen.

Ich freue mich, darüber zu sprechen, da ich vor einigen Jahren begonnen habe, nach Antworten auf diese Jahrtausenderfahrung zu suchen. Das führte mich dazu, bei den Besten zu studieren, unter anderem bei Meister Eckhard Wunderle am Institut für Spirituelle Psychologie.

Auf diesen Seiten werde ich dir die wichtigsten Punkte vermitteln, die ich darüber gelernt habe, warum und wie man meditiert, warum es funktioniert und welche Veränderungen die Meditation im Gehirn und im gesamten Organismus bewirkt, wenn wir sie mit Beständigkeit praktizieren.

DIE UNGLAUBLICHEN VORTEILE DER MEDITATION WERDEN DEINE ERHOLUNG VERBESSERN.

Die Auswirkungen der Meditation auf den menschlichen Körper sind wissenschaftlich erwiesen. Meditation stimuliert die Bildung von Hormonen, die für das richtige chemische Funktionieren unseres Körpers wichtig sind.

Ich erinnere an das Schlafhormon Melatonin. Wie hängen Melatonin und Meditation zusammen?

Meditation trägt zweifelsohne zu mehr Energie und innerer Ruhe bei. Wissenschaftliche und psychologische Untersuchungen haben gezeigt, dass die regelmäßige Ausübung der Meditation zu einem Anstieg des Melatoninspiegels bei Menschen führt, die diese Tätigkeit ausüben.

Dieses Hormon ist für die Regulierung und Qualität des Schlafs verantwortlich. Melatonin wird aus der Aminosäure Tryptophan gebildet. Diese essenzielle Aminosäure wird in der Zirbeldrüse gebildet, die seit Jahrhunderten als „Sitz der Seele“ bekannt ist.

Östliche Traditionen richteten den Fluss der Meditation auf diese Drüse. Sie glaubten, dass durch die Entblockierung der Zirbeldrüse viele Blockaden im Körper, die Krankheiten und Beschwerden verursachen, gelöst würden.

Es wurden unzählige Studien über die Auswirkungen der Meditation und die Verbesserung des Schlafs durchgeführt, und ich habe gesehen, wie die Meditation in dieser Hinsicht Wunder bewirkt:

- Menschen, die 30 Nächte hintereinander meditierten, schliefen besser, als wenn sie nicht meditierten.
- Diese Menschen gaben an, dass sie mehr Stunden kontinuierlichen Schlaf erreichten.
- Sie sagten auch, dass sie sich nach dem Aufwachen energiegeladener und besser gelaunt fühlten. Dies war vor der Meditationspraxis nicht der Fall.

WIE FUNKTIONIERT ES?

Ein Forscherteam an der Universität von Massachusetts untersuchte 1995 die Beziehung zwischen Melatonin und Meditation. Diese Studien ergaben einige faszinierende Daten über den Zusammenhang zwischen Meditation und Melatonin.

Meditation hilft, den Hypothalamus der Nebennieren-Hypophyse zu regulieren, der für den Cortisol-, Aldosteron-, Adrenalin- und Noradrenalinspiegel verantwortlich ist. Sie produzieren auch Sexualhormone (Östrogen und Testosteron).

Melatonin hat durch die Hemmung des suprachiasmatischen Kerns eine schlaffördernde Wirkung auf den Menschen und wirkt außerdem als Antioxidans und Immunmodulator[4]. Melatonin ist nicht nur ein wichtiges Antioxidans, sondern erzeugt auch ein angenehmes Gefühl des Wohlbefindens.

Durch die Regulierung der Hormone im Körper verbessert sich auch die Konzentrationsfähigkeit deutlich. Der Mensch kommt besser zur Ruhe und hat mehr Stunden Tiefschlaf, was Wunder für die kognitiven Fähigkeiten des Einzelnen bewirkt.

Durch Meditation können die Mechanismen, die den Schlaf erzeugen, verändert werden. Sie ist zweifellos ein Verbündeter zur Verbesserung der Gesundheit durch Ruhe. Die Meditation eröffnet auch ein weites Feld für Diskussionen, um die Mechanismen des menschlichen Bewusstseins zu verstehen.

Meditation und Erfolg

Die Vorteile der Meditation sind vielfältig. Diese Praxis oder Lebensphilosophie bewirkt Veränderungen in den Gehirnregionen, die mit Gedächtnis, Selbstwahrnehmung, Empathie und Stress zu tun haben. Abgesehen davon, dass sie als etwas rein Spirituelles angesehen wird, verändert sie also tatsächlich die körperliche und geistige Gesundheit derjenigen, die sie als Teil ihres täglichen Lebens kultivieren.

4 https://www.sciencedirect.com/science/article/abs/pii/0306987795902995

Eine Gruppe von Forschern des Massachusetts Allgemeinkrankenhauses hat die Ergebnisse von Studien über die Vorteile der Meditation in der Zeitschrift *Psychiatrische Forschung* veröffentlicht. Sie bestätigen, dass die Teilnehmer nach acht Wochen täglicher Meditation Veränderungen im Gehirn aufwiesen, wie z. B. eine Zunahme der grauen Substanz des Hippocampus (Gedächtnis) und anderer Bereiche, die mit der Selbstwahrnehmung, dem Mitgefühl und der Introspektion zusammenhängen.

Wenn du meditierst, fühlst du dich in der Tat besser, weil sich dein Geist entspannt. Das liegt daran, dass die Struktur deines Gehirns seine Verbindungen richtig verändert hat. Die gute Nachricht ist, dass man kein Meditationsexperte sein muss, um von den Vorteilen der Meditation zu profitieren. Jeder kann sich Minuten der Entspannung und Achtsamkeit gönnen und spüren, wie sich seine Fähigkeit zur emotionalen Integration verbessert und seine kognitiven Fähigkeiten sich positiv entwickeln.

Du kannst also sehen, dass Meditation die Gedanken befreit, dich auf die Gegenwart konzentriert und gleichzeitig Stress und Sorgen überwindet. Ist dies nicht der Weg zu einem besseren Leben? Ist dies nicht der Weg zu einem stabileren Leben, in dem dein Geist dazu da ist, dein Leben besser und nicht schlechter zu machen?

Vorteile der Meditation

✓ Hilft, sich auszuruhen und den Geist zu entspannen.
✓ Senkt den Blutdruck.
✓ Erweitert das Gedächtnis erheblich.

- ✓ Verbessert die emotionale Stabilität.
- ✓ Trägt zu einem größeren persönlichen Bewusstsein bei.
- ✓ Erleichtert und verbessert die Schlafqualität.
- ✓ Verbessert die allgemeine Gesundheit.
- ✓ Entspannt Muskelverspannungen.
- ✓ Erhöht die Konzentrationsfähigkeit.
- ✓ Es begünstigt die Verbesserung der Stimmung.

WIE KANNST DU MEDITIEREN?

Die grundlegende Meditation sollte an einem ruhigen Ort beginnen, an dem du nicht unterbrochen wirst. Du kannst bequeme Kleidung tragen und dich hinsetzen oder hinlegen. Beginne damit, tief einzuatmen, die Luft für mindestens fünf Sekunden anzuhalten und langsam auszuatmen, während du dich auf jeden Atemzug konzentrierst. Beruhige deinen Geist und konzentriere dich, damit du dich zumindest für ein paar Minuten von deinen üblichen Gedanken lösen kannst.

Wenn dein Leben und deine Aktivitäten dir nicht die nötige Zeit dafür lassen, kannst du jederzeit und an jedem Ort meditieren. Es reicht, wenn du dich in eine bequeme Position setzt, den Rücken gerade hältst, die Hände auf die Knie stützt und tief einatmest.

Du musst dich auf deine Atmung konzentrieren und dich auf dein Zwerchfell konzentrieren, wie es sich hebt und senkt.

Für den Anfang empfehle ich kurze Sitzungen von fünf bis zehn Minuten, die mit zunehmendem Fortschritt auf zwanzig Minuten pro Tag gesteigert werden können.

Beachte, dass Medikamente auch zur Stärkung der emotionalen Intelligenz beitragen. Wie wir alle wissen, hilft uns die emotionale Intelligenz dabei, einschränkende Überzeugungen zu beseitigen, Klarheit über unsere Wünsche zu gewinnen und uns auf das Hier und Jetzt zu konzentrieren.

MEDITATION UND EINSCHRÄNKENDE GLAUBENSSÄTZE

Durch Meditation kannst du einschränkende Glaubenssätze beseitigen und irrationale Ängste überwinden. Wenn du meditierst, musst du es mit Visualisierungen tun. Wenn du mit diesem Thema nicht gut umgehen kannst, empfehle ich dir, Kapitel 11 zu lesen. Dort erläutere ich die Macht des Visualisierens.

Wenn du entspannt bist, stell dir die Angst vor und gib ihr ein Gesicht. Es kann ein wildes Tier, ein dunkler Wald oder eine riesige Höhle sein. Richte deine Aufmerksamkeit auf das, was du fühlst, wenn du dich deinen Ängsten, deiner Angst, deinem Ärger oder deiner Traurigkeit stellst. Denke einige Sekunden lang darüber nach, was du fühlst.

Visualisiere nun eine Tür oder einen Durchgang im Wald. Dort befindet sich ein leuchtendes Licht. Laufe darauf zu, und während du dich bewegst, lässt du das, was du fürchtest, hinter dir, kehrst der Angst den Rücken zu, gehst hinaus. Du stellst dir vor, du kommst an einem Ort an, an dem du diese Angst nicht mehr spürst. Das kann eine Party sein, an die du dich erinnerst, ein Spaziergang mit deinem Haustier, oder du stellst dir einfach vor, wie du vor einem wunderschönen Ort sitzt. Du atmest ruhig und bedankst dich dafür, dass du das Problem, das dich so sehr bedrückt, überwunden hast.

Du kannst diese Meditation/Visualisierung so oft wiederholen, wie du es für notwendig hältst, bis du die neue Überzeugung in deinem Unterbewusstsein verinnerlicht hast.

WIR ALLE HABEN SCHWERE TAGE, AN DENEN WIR DENKEN, DASS ALLES SCHIEF LÄUFT

Wir alle hatten schon mal einen schlechten Tag. Ich werde dir zeigen, wie du dich mit der positiven und hoffnungsvollen Seite verbinden kannst, die wir alle brauchen, um einen schlechten Tag zu überwinden und zur Ruhe zu kommen:

Beginne mit einer tiefen Atmung. Wenn du entspannende Musik oder sanft duftenden Weihrauch brauchst, zögere nicht, darauf zurückzugreifen. So kannst du leichter in einen Zustand der Entspannung eintreten.

Denke nun an die Sache, die dir zu schaffen macht, oder an die Aktion, die deinen Tag oder deine Woche durcheinandergebracht hat. Denke nur einen Moment lang daran. Lenke nun deine Gedanken zu einer glücklichen Erinnerung, zu etwas in der Vergangenheit, das dir Freude bereitet hat. Ein Spaziergang mit deinen Eltern, ein Aufenthalt am Strand oder dein erster Kuss. Kurz gesagt, greife auf eine starke Erinnerung zurück, die die jüngsten Ereignisse ersetzt. Konzentriere dich auf diese Erinnerung. Rufe sie dir ins Gedächtnis, was du gefühlt hast, die Farben, die Gerüche, und versuche, dich an die Beschaffenheit dessen zu erinnern, was du an diesem Tag berührt hast. Das Ziel ist es, die Erinnerung so lebendig wie möglich und so lange wie möglich aufrechtzuerhalten.

Behalte es auch nach der Meditation im Kopf und achte darauf, wie du dich fühlst. Ich bin sicher, dass der schlechte Tag zu mindestens 90 % verschwunden sein wird. Als Nächstes müssen wir nur die Augen öffnen und uns auf die Gegenwart, das Hier und Jetzt, konzentrieren, um uns entspannt zu fühlen.

Jetzt kannst du über Lösungen nachdenken, was du tun kannst, damit deine Pechsträhne nicht wieder auftritt. Ich versichere dir, dass dir die Lösungen nach dieser Meditation klarer in den Sinn kommen werden.

Geführte Meditation

In dieser von Technologie geprägten Welt erreichen viele Formen der Meditation die Öffentlichkeit über soziale Medien, Video- und Audioplattformen. Geführte Meditation ist ein Weg, der einer Person zu maximaler Konzentration und Entspannung verhilft.

Sie basiert hauptsächlich auf der Anwesenheit eines spirituellen Führers, was ich unzählige Male getan habe, um Anfängern zu helfen, die Anfangsschwierigkeiten der Meditation zu überwinden.

Achtsamkeitsmeditation

Diese moderne Form der Meditation legt den Schwerpunkt auf Achtsamkeit. In einer Welt, in der so viele Aktivitäten gleichzeitig stattfinden und wir kaum Zeit für uns selbst haben, sehen wir das Leben automatisch, ohne viel Aufmerksamkeit. Dieser Zweig der Meditation lehrt uns, im gegenwärtigen Moment zu leben, im Hier und Jetzt.

Sie bringt uns weg von den negativen Dingen in unserer Vergangenheit. Es geht darum, ohne die Angst vor einer ungewissen Zukunft zu leben und sich mehr auf die Gegenwart zu konzentrieren. Wir konzentrieren uns auf die wertvollen Dinge und genießen jeden Augenblick mit unserer vollen Aufmerksamkeit.

Es besteht kein Zweifel daran, dass wir uns durch die Meditation entspannter fühlen werden, aber indem wir sie aktiver gestalten, können wir einschränkende Glaubenssätze überwinden, die unseren Weg zum Erfolg behindern. Außerdem können wir uns selbst besser akzeptieren und schädliche und sich wiederholende Gedanken hinter uns lassen. Meditieren hilft uns, innerlich zu wachsen, und das ist etwas, das wir nicht verlieren sollten.

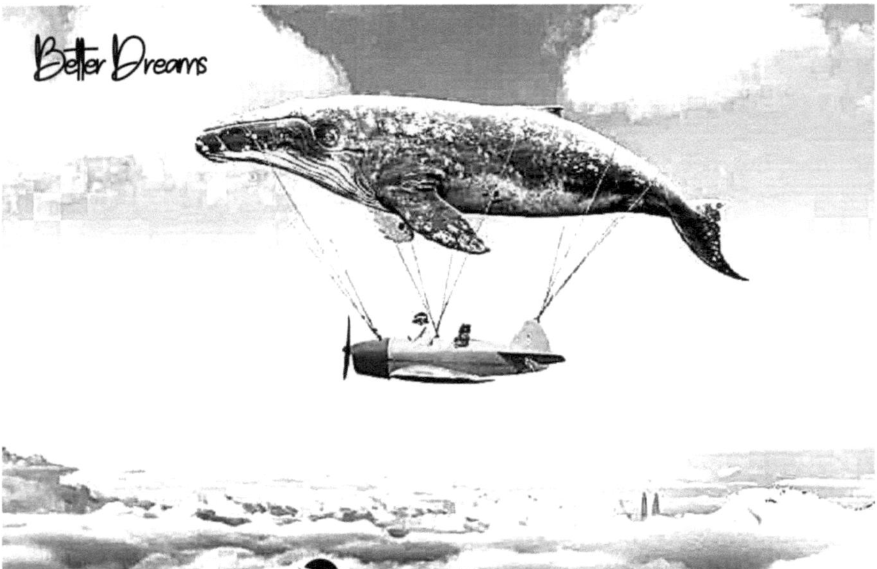
Better Dreams
My-mindguide.com

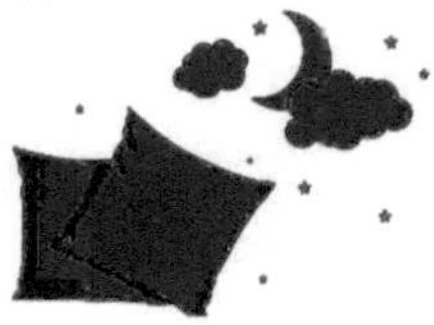

Kapitel 10

Die vielen Vorteile einer Nacht mit erholsamem Schlaf

Wie du in diesem Buch gelesen hast, ist Schlaf extrem wichtig für die Gesundheit. Während wir schlafen, schalten unser Geist und unser Körper nicht über Nacht ab. Alle inneren Organe und Prozesse arbeiten unermüdlich weiter. Richtiges Schlafen mit der richtigen Anzahl von Stunden erhält alle Eigenschaften des Körpers auf die eine oder andere Weise aufrecht. Das energetische und molekulare Gleichgewicht, die intellektuellen Funktionen des Individuums und ein Zustand der Wachsamkeit erleichtern auch die Interaktionen, indem sie eine gute Einstellung fördern.

Ein müder Mensch ist in allen Bereichen seines Lebens weniger leistungsfähig. Schlaf hilft zweifellos, klarer zu denken, schneller zu reagieren und sich besser zu konzentrieren. Beobachten wir doch einmal, wie sich ein Mensch verhält, der sich regelmäßig ausruht. Du wirst feststellen, dass diese Person auf einem optimalen Niveau arbeitet, besser auf überraschende Ereignisse reagieren kann, besser gelaunt ist und sich leicht mit jedem und in jeder Umgebung verständigen kann.

Wie du bereits gesehen hast, kann Schlafmangel zu Unfällen sowohl am Arbeitsplatz als auch in der Freizeit führen. Schlaflosigkeit erhöht das Risiko von Depressionen und Angstzuständen. Ausreichend Schlaf ist für das Gehirn sehr wichtig, denn Ruhe wirkt sich auf fast alle Körpergewebe, Hormone, das Immunsystem, den Appetit, die Atmung, den Blutdruck und die kardiovaskuläre Gesundheit aus.

Jüngste Studien, die einen Zusammenhang zwischen Ruhe und Viren herstellen, haben gezeigt, dass Schlaf die Wirksamkeit von Impfstoffen beeinflussen kann. Es wurde betont, dass Menschen, die besser schliefen, eine bessere Reaktion und einen stärkeren Schutz gegen die Krankheit aufwiesen. Unabhängig davon, ob du Impfungen befürwortest oder nicht, schlage ich vor, zu bedenken, dass unzureichender Schlaf dein Immunsystem beeinträchtigt, das uns vor jedem Virus schützt.

Ein gesunder Schlaf sollte vier oder fünf Schlafzyklen umfassen. Jeder Zyklus umfasst Phasen des Tiefschlafs und des REM-Schlafs (Rapid Eye Movement, schnelle Augenbewegungen), in denen wir träumen. Mit fortschreitender Nacht nimmt der Anteil des desynchronisierten Schlafs an diesem Zyklus zu. Dieses Muster von Zyklen und Abläufen ist für die Schlafbiologie von grundlegender Bedeutung. Deshalb ist es so schädlich, nicht ausreichend zu schlafen oder mehrmals in der Nacht aufzuwachen, was als unterbrochener Schlaf bezeichnet wird. Wenn die Zyklen nicht vollständig durchlaufen werden, gerät der Körper in jeder Hinsicht aus dem Gleichgewicht.

Jeder Mensch hat ein unterschiedliches Schlafbedürfnis. Ein junger Erwachsener benötigt im Durchschnitt sieben bis acht Stunden kontinuierlichen Schlaf. Babys und Kinder schlafen in der Regel zwischen zwölf und sechzehn Stunden am Tag, und Teenager bekommen zwischen neun und zehn Stunden Schlaf – oder zumindest so viel, wie sie brauchen, um den erholsamen Nutzen eines Schlafzyklus zu erhalten.

Doch gerade bei jungen Menschen kommt es häufiger zu Schlafunterbrechungen durch den übermäßigen Konsum von Stimulanzien wie Koffein oder Softdrinks. Hinzu kommen Ablenkungen durch elektronische Geräte, insbesondere Handys, Tablets und Laptops. All diese Faktoren tragen dazu bei, dass die Ruhezeiten immer kürzer werden – eine äußerst gefährliche Situation für die Gesundheit, auf die ich in Kapitel 4 ausführlich eingegangen bin.

Schlafstörungen sind bei älteren Menschen häufig. Sie sind oft die Folge von Medikamenten, schweren Depressionen und altersbedingten Beschwerden. Nach Angaben der WHO leiden allein in Nordamerika mehr als 70 Millionen Menschen aller Altersgruppen an chronischen Schlafproblemen. Dies führt zu mehr Fehlzeiten bei der Arbeit und in der Schule, was auf lange Sicht eine erhebliche Zeit- und Geldverschwendung darstellt.

Zu den häufigsten Behandlungsmethoden für diese Störung, die ich bereits in früheren Kapiteln erwähnt habe, gehören Entspannungs- und Tiefatmungstechniken sowie Meditation. Auch Yoga und Visualisierungen sind Therapien, die ich bei unzähligen Patienten erfolgreich angewendet habe. Ausschlaggebend für die Genesung sind die Ausdauer und das Engagement der Betroffenen bei der Durchführung der Übungen und der Führung eines gesunden Lebens.

VORTEILE DES GUTEN SCHLAFS

Die Zellregeneration wird erleichtert.
Wenn wir schlafen, ruht sich auch unsere Haut aus. Die Zellen neigen dazu, sich zu regenerieren und werden leichter mit Sauerstoff versorgt, insbesondere in den Augen. Das Rhodopsin (lichtempfindliches Pigment) erholt sich von den Anstrengungen des Tages.

Ausreichend Schlaf hilft, ein gesundes Gewicht zu halten.
Studien von Ernährungswissenschaftlern zufolge sammelt unser Körper bei unzureichender Erholung Fett an, das später schwerer zu verbrennen ist. Außerdem produziert der Körper bei unzureichender Ruhe mehr vom Hormon Ghrelin, das für die Steigerung des Appetits und die Anhäufung von Bauchfett verantwortlich ist.

Mangelnde Ruhe macht es den Adipozyten – den Fettzellen – leichter, weniger Leptin, das appetitzügelnde Hormon, auszuschütten. Wenig Schlaf wird also mit Verdauungsstörungen und Fettleibigkeit in Verbindung gebracht.

Geringeres Auftreten von Krankheiten wie Bluthochdruck und Diabetes.
Wenn wir uns nicht genügend ausruhen, besteht die Gefahr, dass wir an Krankheiten wie Bluthochdruck oder Diabetes erkranken, die auf eine erhöhte Produktion von Hormonen wie Cortisol, auch bekannt als „Stresshormon“, zurückzuführen sind.

Eine gute Nachtruhe verringert das Risiko von Herzerkrankungen.
Während des Schlafs sinkt auch die Herzfrequenz, was die Erholungsarbeit der Herzkranzgefäßzellen und -gewebe

unterstützt. In dieser Zeit setzt der Körper Melatonin frei, das für den Schlaf ebenso wichtig ist wie für das Wachstum.

Eine kürzlich im *Europäischen Herzmagazin* veröffentlichte Studie besagt, dass Menschen, die unter Schlaflosigkeit leiden, ein dreimal höheres Risiko haben, einen kardiovaskulären Unfall zu erleiden als diejenigen, die sechs bis acht Stunden pro Nacht schlafen. Und warum? Nun, Schlaflosigkeit erhöht den Blutspiegel von Stresshormonen, den Blutdruck und die Herzfrequenz. Es wurde auch festgestellt, dass diese Patienten zu einem hohen Cholesterinspiegel neigen, der ein Vorbote von Herzerkrankungen ist.

Verbessert deine intellektuellen Fähigkeiten.
Schlaf ist wichtig für die Entwicklung der intellektuellen Fähigkeiten. Unser Gehirn braucht eine mehrstündige Pause, um all die Informationen zu verarbeiten, die wir während des Tages aufgenommen haben. Dieser Prozess ist wichtig, um unsere grundlegendsten und komplexesten kognitiven Fähigkeiten zu erhalten und zu verbessern. Man spricht von der Fähigkeit einer Person, eine einfache räumliche Schlussfolgerung zu ziehen oder Muster zu erkennen, indem man diese Fähigkeiten mit mathematischen oder verbalen Fähigkeiten verbindet.

Fördert die Koordination.
Eine psychomotorische Tätigkeit kann nicht richtig ausgeführt werden, wenn unser Gehirn durch Stress und Schlafmangel beeinträchtigt ist. Ich kenne Leute, die nach einer Nacht mit schlechtem Schlaf sagen, dass sie über alle Möbel im Haus stolpern. Trotzdem ist das weniger gefährlich als Autofahren in diesem Zustand.

Guter Schlaf sorgt für die Koordination zwischen Gehirn und Extremitäten, die notwendig ist, um Geist und Körper zu koordinieren.

Steigert die Kreativität.
Die Kreativität ist einer der größten Vorteile einer guten Erholung. Wenn unser Geist ausgeruht und unser Körper hormonell im Gleichgewicht ist, funktioniert unser Gedächtnis perfekt, was die Kreativität steigert. Das liegt daran, dass uns die Ideen leicht kommen und wir Erinnerungen und Situationen miteinander verbinden können, die unsere Fähigkeit zur Kreativität freisetzen.

Du fühlst dich gesünder.
Während dieser Pandemie ist die Bedeutung der Pflege unseres Immunsystems in den Vordergrund gerückt; es ist der Schutzschild, der uns vor Krankheiten bewahrt. Das körpereigene Immunsystem nutzt den Schlaf, um sich zu regenerieren. Wenn wir aufgrund von Schlafproblemen ein schwaches und unregelmäßiges Immunsystem haben, können wir Giftstoffen und Keimen ausgesetzt sein, die uns ständig bedrohen. Das würde dazu führen, dass wir weniger Möglichkeiten haben, Viren und Infektionen erfolgreich zu bekämpfen.

Verbessert das Gedächtnis.
Schlaf begünstigt die für das Gedächtnis notwendigen neuronalen Verbindungen. Während der REM-Phase des Schlafs wird der Hippocampus, der Speicher unseres Gedächtnisses, wiederhergestellt, und das Kurzzeitgedächtnis wird in ein Langzeitgedächtnis umgewandelt. Wenn du also

das Gefühl hast, dass du im Laufe des Tages dumme Dinge vergisst oder dich nur schwer an sie erinnern kannst, solltest du auf deinen Schlaf achten. Wenn du nachts nicht gut schläfst, versuche ein 30-minütiges Nickerchen zu machen. Erhole dich und schalte für eine Weile ab, und du wirst sehen, dass du mit einem klareren Kopf aufwachst.

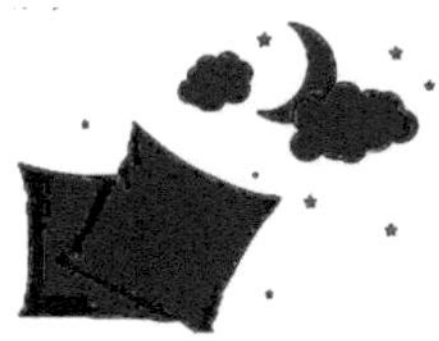

Kapitel 11

Die Macht der Visualisierung

Ein entspanntes und ausgeruhter Geist, der sein Potenzial voll ausschöpft, ist mächtig. Die Gedanken und Gefühle, die von ihm ausgehen, haben die Macht, deine Realität zu verändern. Dies erfordert jedoch Ausdauer, ständige Arbeit und ein Verständnis für die Werkzeuge, die ich in diesem Kapitel vorstellen werde. Mein Ziel ist es, dir dabei zu helfen, eine ideale Gegenwart zu schaffen, in der du mit Freude leben kannst.

Positive Visualisierung ist der Prozess, bei dem du Bilder in deinem Kopf erzeugst, die angenehme oder vorteilhafte Szenarien darstellen. Es ist jedoch wichtig, dass du dir die Szene so realistisch wie möglich vorstellst. Das Einbeziehen deiner Sinne verstärkt die Vorstellung in deinem Kopf und unterscheidet die kreative Visualisierung von der kontemplativen Vorstellung. Deine Sinne sind an dem beteiligt, was dein Verstand sehen kann.

Viele Menschen finden es schwierig, sich selbst erfolgreich zu visualisieren. Das liegt an den falschen Glaubenssätzen, die sie in ihrem Unterbewusstsein haben. Aber keine Sorge, auch diese Überzeugungen können durch Visualisierung geändert werden.

Bevor ich dir diese Details verrate, musst du verstehen, wie deine Gedanken funktionieren. Dann kannst du sie mit der Zeit beherrschen und verändern.

Unsere Gedanken beruhen auf unseren Überzeugungen, und diese Überzeugungen können positiv oder negativ sein. Ich beziehe mich nicht darauf, was gut oder schlecht ist; es gibt universelle Vorstellungen. Es ist gut, positiv, glücklich und fleißig zu sein, und es ist schlecht, negativ, pessimistisch und launisch zu sein. Die Überzeugungen sind unterschiedlich und für jeden Menschen einzigartig. Jemand schrieb, dass die Antworten in den Fragen liegen. Man muss sich nur die richtigen Fragen zu seinen Überzeugungen stellen, und schon weiß man besser, wofür man steht und was einem wichtig ist.

Helfen mir meine Überzeugungen, besser zu sein in dem, was ich tue? Wird es mich in meiner Beziehung glücklich machen, so zu denken? Werden mir meine Gedanken und Einstellungen helfen, im Leben erfolgreich zu sein?

Jede Antwort wird anders ausfallen. Aber egal, wo du jetzt stehst, du kannst weiter kommen, wenn du deine Energie in die Veränderung dieser einschränkenden Überzeugungen in positive Überzeugungen investierst, die dich wachsen lassen. Kreative Visualisierung wird dir bei diesen beiden Dingen helfen:

- Ändere Glaubenssätze, Gewohnheiten und sogar Einstellungen, die dich einschränken, und ersetze sie durch konstruktive Einstellungen.
- Ändere deine Realität, um einen besseren Job, ein größeres Haus, eine schöne Reise usw. zu bekommen.

Es ist wichtig zu betonen, dass diese Technik deine Träume nicht auf magische Weise wahr werden lässt. Wie ich bereits sagte, handelt es sich um eine Technik, die das Gehirn darauf vorbereitet, genau das zu empfangen, was wir uns vorstellen. Wenn ich von kreativer Visualisierung spreche, meine ich damit eine wissenschaftlich erwiesene kognitive Technik, die die Vorstellungskraft nutzt, um Bilder in unserem Kopf zu erzeugen. Sie symbolisieren die Ziele, die wir erreichen wollen, und bewirken so positive Veränderungen in unserem Leben.

Damit die Visualisierung funktioniert, ist es gut, wenn du einige Punkte beachtest:

- Es ist nicht so einfach, wie es scheint; es reicht nicht aus, es sich nur vorzustellen.
- Es ist notwendig, einen offenen Geist zu haben und, wie ich bereits sagte, einschränkende Glaubenssätze zu überwinden.
- Du musst Ängste und Begrenzungen vergessen und dich davon überzeugen, dass das, was du dir vorstellst, möglich ist. Andernfalls verschwendest du nur deine Zeit.

Du musst realistisch sein und dir transparente, machbare und realistische Ziele setzen.

Deine Ziele müssen realisierbar sein. Hier setzt der gesunde Menschenverstand ein: Egal, wie oft du dir vorstellst, schlank zu sein und dein Zielgewicht zu erreichen, Visualisierungen allein helfen dir nicht, wenn du keinen Diät- und Trainingsplan aufgestellt hast. Das bedeutet, dass du wissen musst, wie du zwischen erreichbaren Träumen und solchen, die unmöglich sind, unterscheiden kannst. Wenn du also deinen gesunden Menschenverstand mit einer positiven und realistischen

Visualisierung kombinierst, wirst du alles erreichen können, was du erreichen willst.

Konkrete Bilder.
Wir müssen lebendige und konkrete Bilder in unseren Köpfen formen. Das gilt für ideale Situationen oder Gespräche, die wir erreichen wollen. Normalerweise beginnen die Gedanken zu schweifen. Um konzentriert zu bleiben, solltest du vor jeder Visualisierungsübung ein paar Minuten meditieren.

Wiederhole die Visualisierung mehrere Male.
Es ist notwendig, diese Bilder absichtlich zu bewahren und über einen längeren Zeitraum in unserem Geist zu halten. Ich empfehle, dies an einem ruhigen Ort zu tun, fernab von Ablenkungen. Idealerweise führst du mehrere Visualisierungen pro Tag durch, die jeweils zwischen zehn und fünfzehn Minuten dauern, anstatt einer einzigen langen Visualisierungsübung, die zu Ablenkungen führen kann.

Vorstellungskraft und Realität.
Wir müssen sicherstellen, dass die Bilder, die wir in unserem Kopf entstehen lassen, mit der Realität übereinstimmen, die wir erreichen wollen. Bringe die Emotionen und Gedanken hervor, die du in diesem Moment erlebt hast, und konzentriere dich auf sie.

Beziehe Gefühle und Emotionen mit ein.
Es gibt etwas Wesentliches bei Visualisierungen. Du musst Gefühle erzeugen, die mit dem übereinstimmen, was du dir vorstellst. Wenn du dir zum Beispiel vorstellst, wie du bei der Arbeit befördert wirst, solltest du die Emotionen dieses

Moments spüren. Stell dir vor, du hältst eine Dankesrede vor deinen Kollegen; das wird die Idee sicherlich tiefer in deinem Unterbewusstsein verankern.

Suche nach möglichst positiven Bildern.
Wenn wir es geschafft haben, die Bilder zu erzeugen, müssen wir sie überprüfen und, falls nötig, umwandeln. Achte zum Beispiel darauf, ob sie dich in einen Zustand der Negativität oder des Unbehagens führen. Mit anderen Worten, wir müssen so lange an unseren Bildern arbeiten, bis wir diejenigen finden, die uns signalisieren, dass sie die richtigen für diesen Zweck sind.

EMPFEHLUNGEN FÜR JEDE VISUALISIERUNG, UM WIRKSAM ZU SEIN.

Als Erstes musst du deinen Geist öffnen. Wenn du keinen offenen Geist hast, wird diese Technik nicht wirksam sein. Nur mit 100 % kreativem Denken wirst du die Möglichkeiten erkennen können, um deine Ziele zu erreichen.

Bewahre immer eine positive geistige Einstellung. Sowohl die Gedanken als auch die Worte werden dir dabei helfen, mentale Bilder zu verstärken, wodurch Zweifel und Negativität, die aufkommen können, beseitigt werden.

Beharrlichkeit ist entscheidend. Gib niemals auf. Du musst an dich selbst glauben und an das, was du kannst. Andernfalls wirst du deine gesteckten Ziele nie erreichen.

WIE HILFT UNS DIE KREATIVE VISUALISIERUNG BEIM ERREICHEN VON ERFOLG?

Fokussiert unsere Wahrnehmung.
Unser Verstand analysiert jeden Tag Tausende von Bildern und Tönen. Aus all diesen immensen Informationen speichert er nur das, was für uns wichtig ist, und zwar entsprechend unseren Vorlieben und Wünschen. Ein Teil dieser Informationen wird im Gedächtnis gespeichert, während der Rest für weitere Analysen reserviert wird. Dein Verstand weiß, was für dich wichtig ist, und konzentriert sich nur auf diese Teile des Ganzen.

Dieser Prozess wird als retikulärer Filter oder retikuläres Aktivierungssystem bezeichnet und ist dafür verantwortlich, dass wir unsere Aufmerksamkeit auf unsere unmittelbarsten Interessen richten. Wenn du zum Beispiel beschließt, ein Fahrzeug einer bestimmten Marke und einer bestimmten Farbe zu kaufen, wirst du plötzlich überall Autos dieser Farbe und dieses Modells sehen – etwas, das du vorher nicht bemerkt hast.

Dies geschieht, weil wir dazu veranlagt sind, das zu erkennen, worauf wir unsere Aufmerksamkeit richten. Was sich also in unseren Gedanken festsetzt, wird in der physischen Welt wahrgenommen. Du hast vielleicht schon bemerkt, dass Menschen, die nur an Schwierigkeiten denken, in ihnen leben. Das Gegenteil ist der Fall: Wenn du immer positiv denkst, werden dir gute Dinge passieren.

Du kannst also entscheiden, welche Gedanken du in deinem Geist festhalten und welche du entfernen willst. Wenn du dir vorstellst, was nötig ist, um deine Ziele zu erreichen, wird dein Gehirn aufmerksamer für die damit verbundenen Möglichkeiten. Wenn du dir vorstellst, dass du eine andere Sprache sprichst, und dich aufregst, eine andere Sprache zu sprechen, wirst du anfangen, die damit verbundenen Möglichkeiten zu sehen. Dein Gehirn wird sie erfassen und sich auf diejenigen konzentrieren, die für dich Priorität haben, je nachdem, was du in deinen Visualisierungen gesehen hast.

Das hilft uns, schlechte Inhalte auszusortieren.
Wenn du dich konzentrierst und reflektierst, kannst du wiederkehrende Muster in dein Gedächtnis zaubern. Zum Beispiel, dass deine Partner dich immer betrügen, dass du in Jobs landest, die du hasst und so weiter. Das ist nicht nur Pech. Es hat direkt mit deinen Gedanken zu tun. Bedenke, dass sich die Gedanken, die wir in unserem Kopf haben, in unserem Leben manifestieren werden. Mit kreativer Visualisierung kannst du diese Gedanken auslöschen und sie durch positive Visionen von dem ersetzen, was gut für dich ist.

Stimme das, was du dir vorstellst, mit deiner Realität ab.
Mehrere Studien und psychologische Analysen haben gezeigt, dass der Gedanke an eine Handlung eine ähnliche Wirkung im menschlichen Körper hervorruft wie die Ausführung dieser Handlung. Wenn man sich zum Beispiel vorstellt, dass man unter Wasser ist und nicht atmen kann, beginnt man zu husten und nach Luft zu schnappen. Wenn wir uns also vorstellen, dass wir in der Öffentlichkeit mit Anmut, Leichtigkeit und Beredsamkeit sprechen, wird unser Gehirn dies als Wahrheit registrieren. Mit etwas Übung wird dies zu einer angeborenen Eigenschaft, vor allem, wenn du früher Angst davor hattest, in der Öffentlichkeit zu sprechen.

WIE MAN RICHTIG VISUALISIERT.

1. Am besten an einem ruhigen Ort, wo dich niemand stört.

2. Nimm eine bequeme Position ein.

3. Schließ deine Augen und atme ruhig. Achte auf dein Zwerchfell, wenn es ein- und ausatmet.

4. Um deinen Geist zu trainieren, stell dir einen Raum vor, der dir vertraut ist. Es könnte dein Büro sein. Fokussiere dich auf die Verteilung der Möbel, die Farbe, die Beschaffenheit und wie das Licht durch die Fenster einfällt. Das wird dich darauf vorbereiten, anhaltende Visualisierungen zu machen.

5. Bleib in dieser Szene. Stell dir Veränderungen darin vor. Verändere zum Beispiel die Anordnung der Möbel, die Farbe der Wände und platziere Bilder darauf. Die Idee ist, dass du lernst, die Visualisierung so zu verändern, wie du es für richtig hältst. Sie muss so lebendig wie möglich sein. Bilde dir ein, dass du die Gegenstände berührst oder an ihnen riechst.

6. Nun ist es an der Zeit, Emotionen in die Szene einzubringen. Was fühlst du in diesem Moment? Glück oder Unbehagen? Halte deine Gefühle ein paar Minuten oder Sekunden lang fest. Mit zunehmender Erfahrung wirst du lernen, dich auf längere Visualisierungen einzulassen. Mit anhaltender Übung wirst du anfangen, die Veränderungen zu sehen.

Schließlich musst du verstehen, dass die kreative Visualisierung nur ein Teil des Weges ist, der dich zu deinem Ziel führen wird. Ich möchte klarstellen, dass du dir nicht nur ein Ziel vorstellen und es neu erschaffen kannst, sondern dich auch bemühen musst, langsam Schritte in Richtung dieses Ziels zu unternehmen, damit es Wirklichkeit wird. Es reicht nicht aus, sich eine Veränderung in deinem Leben vorzustellen. Du musst aktiv werden, und dafür gebe ich dir die Werkzeuge, die ich ausprobiert habe und die mich zu dem erfolgreichen Mann gemacht haben, der ich heute bin.

Better Dreams

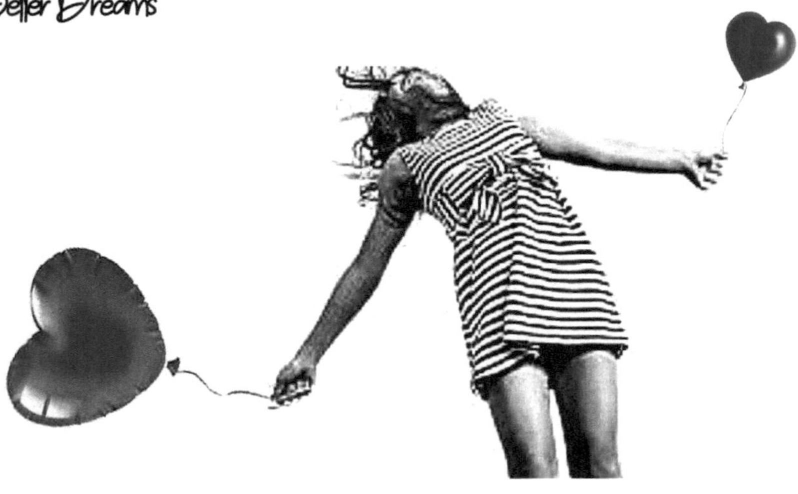

My-mindguide.com

Kapitel 12

Yoga: eine wunderbare Methode, um eine wirklich erholsame Nacht zu verbringen

Yoga ist eine Disziplin, die sich auf uralte hinduistische Techniken stützt und Körperübungen und Atmung miteinander verbindet. Sie sucht die Verbindung zwischen Geist und Körper.

Die Ursprünge des Yoga lassen sich 3.000 Jahre zurückverfolgen. In die westliche Kultur wurde es jedoch erst zu Beginn des 20. Jahrhunderts eingeführt, obwohl einige Vorläufer darauf hindeuten, dass es bereits im späten 19. Jahrhundert praktiziert wurde. In den Vereinigten Staaten wurde es in den 1960er-Jahren populär.

Es wurde schon viel über Yoga geschrieben, und viele von euch haben wahrscheinlich schon einen Blick auf diese Praxis geworfen.

Die Vorteile, die diese Disziplin für dein Leben bringen kann, sind vielfältig, und es gibt keine negativen Auswirkungen. Für mich persönlich war die Einführung in Yoga ein Wendepunkt.

Wenn dein Leben so hektisch ist, dass du gestresst bist und dich nachts hin und her wälzt, solltest du Yoga in Betracht ziehen. Auch wenn es ein paar Einschränkungen gibt, ist es nie zu spät, damit anzufangen.

Für Menschen, die Schwierigkeiten beim Einschlafen haben, ist Yoga eine natürliche, nicht-pharmakologische Alternative, die darauf abzielt, den Grad der geistigen und körperlichen Entspannung zu erhöhen. Außerdem gibt es wissenschaftliche Beweise, die diese Behauptungen untermauern und die positiven Auswirkungen von Yoga bestätigen.

WIE YOGA FUNKTIONIERT

Yoga basiert auf Atemübungen, fördert aber auch die Flexibilität durch Haltungen, die die Kraft steigern sollen.

Yoga ist oft Teil einer Strategie, die darauf abzielt, das eigene Entspannungsniveau zu erhöhen. Zu dieser Strategie gehören auch Meditationsübungen und Achtsamkeitstechniken.

Es scheint unglaublich, dass es noch vor wenigen Jahrzehnten undenkbar war, dass Yoga Teil einer Therapie zur Verbesserung des Lebens von Menschen sein könnte, die über ständigen Stress, Müdigkeit und Schlaflosigkeit klagten. Studien haben jedoch ergeben, dass Yoga in Fällen, in denen Menschen Symptome von Stress, Schlafstörungen und Depressionen aufwiesen, durchaus hilfreich war. Auch für Überlebende einer Krebserkrankung erwiesen sich diese Übungen als sehr positiv.

Die Anspannung, die wir während eines anstrengenden Tages erleben, bleibt in unserem Körper, es sei denn, wir finden eine Möglichkeit, sie abzubauen. Sich ins Bett zu legen und ein paar Stunden zu schlafen, löst das Problem nicht. Nach einer Weile haben wir das Gefühl, dass sich in unserer Ruhezeit Knoten der Anspannung in unseren Muskeln angesammelt haben.

Mit einer einfachen Yogastunde können wir diese Knoten praktisch auflösen und uns vom Stress befreien, wobei wir eine sofortige Verbesserung spüren. Derzeit wird erforscht, wie Yoga mit unserem Schlaf zusammenhängt. Die Forschung in diesem Bereich konzentriert sich darauf, herauszufinden, wie dieser Prozess, der den Körper von Anspannung zu angenehmer Entspannung führt, funktioniert.

Ob dies durch eine Veränderung der Funktionen auf molekularer Ebene verursacht wird, ist nicht der wichtigste Aspekt dieser Forschung. Wichtig ist, dass die Ergebnisse in allen Fällen positiv sind.

GIBT ES HINDERNISSE FÜR MENSCHEN, DIE YOGA PRAKTIZIEREN?

Einige Menschen sind vorübergehend oder dauerhaft nicht in der Lage, Yoga zu praktizieren:

- schwangere Frauen.
- Menschen mit Verletzungen im Zusammenhang mit Ischias.
- Menschen mit Hernien und Geschwüren.
- Menschen mit Bluthochdruck: Diese Menschen können leichtes Yoga praktizieren, wobei bestimmte Haltungen, die das Herz beeinflussen, vermieden werden sollten.
- Menschen mit Schulter- und Wirbelsäulenverletzungen.

- Menschen, die sich von einem chirurgischen Eingriff erholen, zumindest bis zur ausdrücklichen Erlaubnis des Arztes.
- Menschen mit Schmerzen oder Verletzungen an den Knöcheln, Hüften oder Handgelenken.

VORTEILE DER EINBEZIEHUNG VON YOGA IN UNSER LEBEN.

Wir nähern uns dem Yoga in der Regel aus Neugier oder weil wir verzweifelt sind. In beiden Fällen kommen mehr als 90 % der Menschen, die diese Lebensdisziplin kennengelernt haben, immer wieder zurück. Der Grund dafür ist, dass wir unser Wohlbefinden nur verbessern können, wenn wir diese gesunde Disziplin regelmäßig praktizieren.

Yoga:

- ✓ Verbessert die Entspannung unseres Körpers am Ende des Tages und erleichtert es uns, in einen schlafähnlichen Zustand zu gelangen. Wir schlafen auch leichter ein, und die Schlafunterbrechungen nehmen ab.
- ✓ Es stärkt die Atemmuskulatur, weshalb Menschen, die schnarchen, eine deutliche Verbesserung feststellen können. Bei ihnen treten weniger Episoden während der Schlafenszeit auf.
- ✓ Yoga führt zu besseren kognitiven Prozessen.
- ✓ Yoga erhöht sowohl die Flexibilität als auch die körperliche Kraft.
- ✓ Körperliche Aktivität verbessert die Fähigkeit, sich zu konzentrieren.
- ✓ Deine Energie steigt, wenn Yoga zu einem Teil deines Lebens wird.

✓ Du lernst, dir deines Atems bewusst zu werden und ihn täglich zu verbessern.
✓ Durch Korrektur der Körperhaltung, Atmung und Entspannung des Körpers werden Ängste abgebaut.

Natürlich hat Yoga auch auf spiritueller Ebene seine Vorteile. Diese Disziplin ermöglicht es uns, unser Inneres durch einen Prozess der Selbsterkenntnis zu betrachten, der uns dazu führt, unseren Charakter zu verbessern.

ÜBUNGEN, DIE DER KÖRPERLICHEN UND GEISTIGEN ENTSPANNUNG DIENEN.

Diese Haltungen sind für Anfänger leicht auszuführen.

Balasana oder die Stellung des Kindes:
Diese Pose ähnelt einem Kind im Mutterleib. Hier sitzt man auf den Knien, streckt beide Hände aus, sodass sie parallel zu den Schultern sind. Man lehnt sich ganz auf die Matte, legt beide Handflächen nach unten und übertreibt die Dehnung, sodass sie im ganzen Körper zu spüren ist.

Dauer der Übung: Eine bis drei Minuten.

Die Kuh-Katzen-Pose (Chakravakasana):
Beginne diese Position auf der Matte auf Händen und Knien. Entfalte deine Hände so, dass der Abstand proportional zur Breite deiner Schultern ist. Hebe beim Einatmen den Kopf und bewege das Becken nach oben, sodass sich der untere Rücken rundet (Kuh). Atme aus und drehe deinen Körper in die entgegengesetzte Richtung, indem du deinen Kopf senkst und deinen Rücken nach oben krümmst (Katze).

Durchlaufzeit: So viele, wie du in einer Minute machen kannst.

Savasana oder Leichenstellung:
Die Person liegt mit dem Gesicht nach oben auf der Matte. In dieser Stellung bleibt die Person bewegungslos. Diese Haltung hilft, den Körper in einen entspannten Zustand zu bringen.

Durchführungszeit: fünf bis zehn Minuten.

Vrikshasana oder Baumhaltung:
Neben der Entspannung zielt diese Haltung darauf ab, das Gleichgewicht wiederherzustellen.

Die Person steht mit einem angewinkelten Bein und stellt die Fußsohle auf das gewichtstragende Bein, während die Hände wie zum Gebet in Brusthöhe verschränkt werden. Der Körper ist perfekt aufgerichtet.

Durchführungszeit: Die Haltung sollte so lange wie möglich gehalten werden, bevor man das Bein senkt, einatmet und die Stellung mit dem anderen Bein wiederholt.

Tadasana oder die Berghaltung:
Die Person muss so stehen, dass ihr Gewicht perfekt auf beide Hüften verteilt ist, der Kopf in einer Linie mit dem Beckenbereich liegt und das Kinn parallel zum Boden ist.

Die Arme können an den Seiten oder in einer Gebetshaltung sein. Sie kann mit einer Visualisierung kombiniert werden, bei der man sich die Wurzeln eines Baumes vorstellt, die aus beiden Füßen austreten und sich fest im Boden verankern. Während die Position beibehalten wird, muss der Atem gleichmäßig sein und einen Rhythmus beibehalten, der es ermöglicht, die Entspannung zu aktivieren.

Dauer der Übung: Mindestens fünf Minuten.
Dies sind einige empfohlene Übungen zur Entspannung. Beachte, dass du dich nicht zu sehr anstrengen solltest, während sich dein Körper an diese Übungen gewöhnt. Hole dir vor Beginn der Therapie die Hilfe eines geeigneten Anleiters/Lehrers, der deine eventuellen Beschwerden zum Ausdruck bringt.

Als Yogalehrer empfehle ich Yogaübungen für Menschen, die Linderung von Symptomen und Schlafstörungen suchen, die durch Medikamente nicht behoben werden konnten. Ich bin der Meinung, dass es sich – abgesehen von den oben genannten Einschränkungen – um eine Therapie handelt, die für die Übenden zahlreiche Vorteile bietet. Ihre Wirksamkeit bei Depressionen, Stress, Angstzuständen und Schlaflosigkeit ist in mehreren Studien nachgewiesen worden. Und auch bei Patienten mit Krankheiten wie Krebs und neuropsychiatrischen Störungen werden immer wieder positive Auswirkungen festgestellt. So kann sie unseren Körper und Geist nur verbessern und uns die verlorenen Nächte der Ruhe zurückbringen.

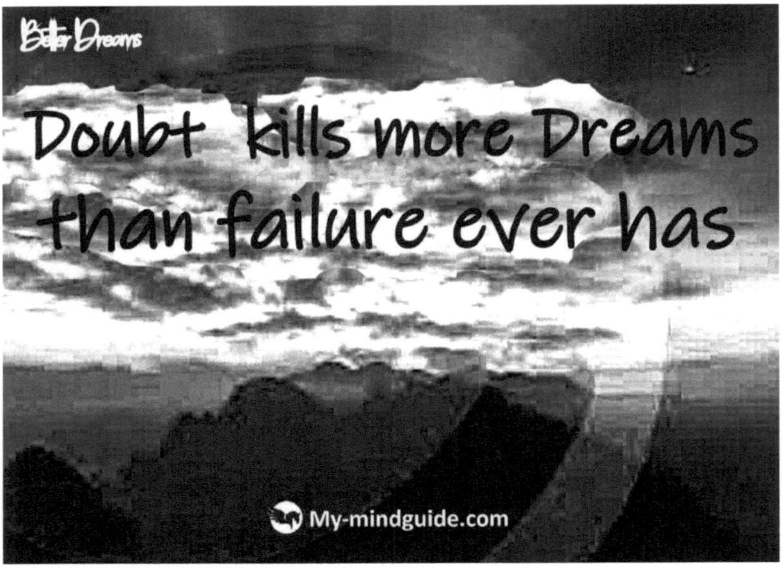
Better Dreams
Doubt kills more Dreams
than failure ever has
My-mindguide.com

Kapitel 13

Eine schlechte Bewältigung von Arbeitsstress kann deinen Schlaf ruinieren

Wir leben in einer Welt, in der alle von einem Tag auf den anderen schnelllebig sind. Die täglichen Aktivitäten entziehen sich diesem System nicht.

In einer Welt, in der der Arbeitsdruck und die Anforderungen so zahlreich und stark sein können, dass sie am Ende unsere Ressourcen erschöpfen. So entsteht Arbeitsstress.

Wir alle haben Anpassungsmechanismen und können bestimmte Arten von Druck aushalten. Aber wir alle haben auch eine Belastungsgrenze. In diesem Kapitel gehe ich näher auf die Anforderungen ein, die wir an unserem Arbeitsplatz erfüllen müssen. Wenn diese Situation andauert, kommt es zu einem Erschöpfungseffekt, und unsere kumulative Kapazität geht zur Neige. So werden wir blockiert, und unser Verstand hört auf, Strategien zur Stressbewältigung anzuwenden. Als letzte Konsequenz verkümmert unsere psychische Verfassung.

Diese Situationen sind häufiger, als es den Anschein hat. Therapeuten geben an, dass mehr als 60 % der Patienten, die gestresst zur Therapie kommen, angeben, dass sie aufgrund der Intensität der Aufgaben, die sie bei der Arbeit bewältigen müssen, Angstzustände haben. Wenn die Therapie fortschreitet und der Patient sich verbessert, ist es notwendig, mit verschiedenen Strategien zu arbeiten, um die Angst und den Stress zu bewältigen.

Die Stressbewältigung verdient eine Analyse, denn sie ist oft das erste Symptom einer schweren Krankheit wie der Depression. Wenn du also nicht konsequent mit einem Therapeuten oder Berater zusammenarbeitest, werden die Symptome des Arbeitsstresses wieder auftauchen und die klinische Gesamtsituation des Patienten verschlechtern.

Symptome wie Konzentrations- und Gedächtnisprobleme treten als kognitive neuropsychologische Degeneration auf. Dies beeinträchtigt grundlegende Funktionen wie Aufmerksamkeit, logisches Denken, Gedächtnis, Entscheidungsfindung und Schlafprobleme.

Warum aber wirken sich Stress und Schlafmangel auf die geistigen Funktionen aus? Die Antwort liegt in der ständigen Überwachung unseres Verstandes infolge von Überlastung. Wir müssen also das ganze Chaos, das uns widerfährt, kontrollieren.

Außerdem lässt unser Geist kurz vor dem Einschlafen alle Szenen des Tages Revue passieren. Tatsächlich denken 90 % der Menschen vor dem Einschlafen an negative oder unglückliche Dinge. Das ist etwas, das der Verstand auswählt, und es hat viel mit dem inneren Dialog und der Art und Weise zu tun, wie die Person im Allgemeinen mit Arbeitsstress umgeht.

Leider lassen sich die meisten Menschen von dem Monster der Angst mitreißen. Da sie nicht wissen, wie sie damit umgehen sollen, lassen sie es zu. Sie verhindern, dass sie nachts gut schlafen können. Ein Teil dieser Ängste ist jedoch auf die Evolution zurückzuführen. Wissenschaftler haben bewiesen, dass das menschliche Gehirn einen sogenannten „Angst-Peak" erleidet, und zwar genau dann, wenn wir kurz davor sind, zur Ruhe zu kommen.

Die Zeiten, in denen wir als Jäger und Sammler lebten, sind vorbei, und obwohl wir nicht mehr von wilden Gefahren und Risiken umgeben sind, reagiert unser Gehirn immer noch auf die gleiche Weise und verarbeitet ständig Bedrohungen. Diesem archaischen Verstand zufolge ist die Nacht die ideale Zeit, um Situationen oder Handlungen zu bewerten und zu erkennen, die uns gefährden und in Gefahr bringen könnten.

Wenn du also zu Bett gehst und kurz vor dem Schlafengehen noch einmal deine Sorgen durchgehst, fängt der Verstand an, in den unbedeutendsten Aspekten des Lebens rote Fahnen zu sehen. Leider konzentriert sich der Verstand aufgrund unserer geistigen Entwicklung eher auf Probleme als auf positive Erfahrungen. Er tut dies ganz natürlich, um Risiken abzuschätzen und Strategien zur Anpassung und zum Überleben in jeder Umgebung zu planen.

WIE STRESS IM JOB DEINEN SCHLAF BEEINTRÄCHTIGT

Für jemanden, der körperlich und geistig erschöpft in den Schlaf geht, ist es nur allzu leicht, im Bett seine Sorgen Revue passieren zu lassen. Von der Grübelei zum Nachdenken über die Ereignisse in deinem Büro oder einem anderen Arbeitsbereich überzugehen, ist eine Einbahnstraße in die gefürchtete Schlaflosigkeit. All dies geschieht, ohne dass man in der Lage ist, seinen Geist zu stoppen und ihm die dringend benötigte Ruhe zu gönnen, um einen neuen Tag zu beginnen.

Der Stress, der durch die Arbeit verursacht wird, folgt den Betroffenen nach Hause und dringt bis ins Schlafzimmer vor. Der Verstand setzt seinen katastrophalen Dialog fort, macht eine Bestandsaufnahme möglicher Annahmen und wirft mit existenziellen Ideen um sich. Auf diese Weise werden traurige oder peinliche Erinnerungen wach.

Wenn du dich mit diesen Szenarien identifizierst, solltest du wissen, dass dies häufiger vorkommt, als du denkst. Millionen von Menschen auf der ganzen Welt sind davon betroffen. Aber keine Sorge, es gibt Strategien, um damit umzugehen. Diese Lösungen werde ich gerne mit dir teilen, um dir zu helfen, diese Art von Abwärtsspirale zu überwinden.

WIE DU VERHINDERN KANNST, DASS ARBEITSSTRESS DEINE ERHOLUNG BEEINTRÄCHTIGT

Wie wir bereits besprochen haben, erleichtert es uns unser Verstand, sich nachts an negative Ereignisse zu erinnern, um eine Lösung zu finden und so zu überleben. Um diese Gewohnheit zu ändern, ist es notwendig, den Verstand zu hacken, was durch verschiedene Strategien erreicht werden kann.

Meditation. Wenn du eine negative Gewohnheit ändern willst, ist Meditation die Grundlage jeder Behandlung. Sie dient dazu, Körper und Geist zu entspannen, sodass man in einen Zustand der Lethargie eintritt, bevor man zur Ruhe kommt. Sicherlich verlangsamt die Entspannung durch Meditation die Erholung von einem anstrengenden Tag. Es ist wie bei einem Auto, das mit hoher Geschwindigkeit fährt. Wenn es abrupt stehen bleibt, ist das katastrophal. Wir müssen allmählich bremsen und unsere Geschwindigkeit auf ein Minimum reduzieren, um in Ruhe anhalten zu können.

Dies wird durch Meditation erreicht, damit der Körper zur Ruhe kommt, ohne den Geist zu hetzen. In Kapitel 9 erläutere ich verschiedene Meditationstechniken und die Grundlagen, um die Vorteile der Meditation zu nutzen.

Eine der Techniken, die ich zum Schlafen empfehle, ist die folgende:

Atme tief ein, schöpfe deine Lunge voll und zähle bis fünf. Dann atme langsam aus. Wiederhole dies dreimal.

Mache dir ein Bild von dir selbst, wie du an einem ruhigen Strand sitzt und versuchst, dem Rauschen des Meeres zu lauschen. Konzentriere dich auf das Geräusch, das die Wellen machen, wenn sie gegen die Steine schlagen und das Wasser immer wieder aufgewühlt wird. Lege dich in den warmen Sand, betrachte den klaren Himmel und zähle von zehn bis eins herunter.

Wiederhole dies so oft wie nötig und bewege dich dabei sanft und langsam mit deinen Beinen und Armen. Spüre, wie der feine Sand dich streichelt, während du dem Rauschen des Meeres lauschst.

In der Regel schläft man bei dieser Visualisierungsmeditation irgendwann ein. Durch das Herunterzählen konzentrierst du dich auf die Zahlen und lässt deinen Geist von negativen Gedanken ruhen, während er sich auf die Ruhe vorbereitet.

Positive Visualisierungen. In Kapitel 11 betone ich, wie wunderbar Visualisierungen sind, um falsche Denkmuster, falsche Überzeugungen und sogar schädliche Gewohnheiten zu verändern. Du kannst auch die Visualisierung von wohlverdienter Ruhe aufbauen. Stell dir vor, du würdest ohne Probleme einschlafen. Du brauchst nur deine Augen zu schließen.

Die folgende Visualisierung ist wie das Ausschalten des Lärms - in diesem Fall des Lärms in deinem Kopf, aber in einer fiktiven Situation. Sie ist nützlich für Tage, an denen du erschöpft bist und dir ständig ängstliche Gedanken durch den Kopf gehen.

Stell dir vor, in deinem Zimmer gibt es ein großes Fenster mit einer Schiebetür, und auf der anderen Seite des Fensters machen Menschen Lärm - sie streiten sich vielleicht lautstark. Visualisiere dich selbst, wie du von deinem Bett aufstehst, an den Rand des Fensters gehst und die dicken, kalten Scheiben berührst. Du hörst das Geschnatter von der Straße und spürst, wie ein Windstoß hereinkommt und dein Gesicht streichelt. Du spürst auch den Geruch der Abgase der Fahrzeuge, die auf dieser Straße verkehren. Du atmest tief ein und schlägst die Fensterscheibe zu. Es schließt sich vollständig, und du hörst den Lärm nicht mehr. In deinem Zimmer herrscht nur noch Stille.

Stell dir nun vor, dass du ins Bett zurückkehrst, deinen Kopf bequem auf das Kissen legst und deine Augen schließt, um zu schlafen ... Kein Lärm.

Sanfte Übung: Yoga. In Kapitel 12 gehe ich auf die Vorteile dieser uralten Disziplin ein. Ich erlebe die Vorteile von Yoga täglich und habe mich als geprüfter Lehrer qualifiziert. Dabei habe ich von den Besten gelernt und verstanden, warum Yoga positive und therapeutische Wirkungen auf Menschen hat.

Eine der Qualitäten ist, dass Yoga geistige und körperliche Übungen miteinander verbindet und dem Übenden hilft, sein Gleichgewicht zu finden. Die Menschen erleben es zuerst in ihrem Geist, dann in ihrem Körper. Diese neue Sicht dehnt sich auf die Welt um sie herum aus und erfüllt sie mit einem intensiven inneren Frieden.

Darüber hinaus sorgt Yoga für eine verstärkte und adäquate Leitung der Energie des menschlichen Körpers, was zu großer Entspannung und einer höheren Konzentrationsfähigkeit führt.

Das regelmäßige Praktizieren von Yogaübungen beruhigt das Nervensystem und bringt den Körper in einen wahrnehmungsfähigeren und gesünderen Zustand der Entspannung.

Da Yoga das Nervensystem entspannt, ermöglicht es ein besseres Einschlafen, was ideal für Tage mit viel Stress am Arbeitsplatz ist. Yoga erfordert Konzentration, sodass der Geist bald die lästigen Stimmen vergisst und sich nur noch auf die Bewegungen und den Atem konzentriert. Dies führt dazu, dass unser Körper ausgeruhter ist und mehr Energie zurückgewinnt. Außerdem ist die Ruhe hervorragend für den Geist, der dadurch viel klarer und aufmerksamer wird.

Mäßige sportliche Betätigung. Sport ist gut, um die körperliche Fitness zu verbessern und eine sitzende Lebensweise zu vermeiden. Außerdem ist er eine wunderbare Methode zur Entspannung und zum Stressabbau. Wenn du jedoch keinen Sport treiben kannst, empfehlen Fachleute, stattdessen moderate Übungen zu wählen. Halte dich von Übungen fern, die das Herz-Kreislauf-System stark beanspruchen.

Zu den empfehlenswertesten Übungen mit geringer Belastung zählen Spaziergänge, Yoga, Pilates und Schwimmen. Die Bewegungen bei Übungen mit geringer Belastung sind langsamer und sanfter als bei Übungen mit hoher Belastung, wie z. B. Laufen oder Gewichte heben.

Wichtig ist, dass zwischen dem Ende des Trainings und dem Schlafengehen mindestens zwei Stunden vergehen, denn die Endorphine, die bei jeder Art von Bewegung ausgeschüttet werden, machen unseren Körper wach und sorgen für eine hohe Herzfrequenz. Ich empfehle, den Körper eine Weile ruhen zu lassen, eine warme Dusche zu nehmen und eine Tasse grünen Tee zu trinken, um Körper und Geist auf den Schlaf vorzubereiten.

Gute Ernährung. Wenn wir über Lebensmittel sprechen, die uns wach machen, fällt uns sofort Kaffee ein. Das ist jedoch nicht das einzige Getränk, das uns aktiviert, vor allem wenn wir es zum Abendessen trinken.

Auch Limonaden stören das Einschlafen. Schokolade ist ein Stimulans, das dazu führen kann, dass man entweder nicht einschlafen kann oder zu früh aufwacht. Viele Menschen nehmen vor dem Schlafengehen Alkohol zu sich, weil sie glauben, dass sie dann besser schlafen können. Das ist jedoch völlig falsch, denn dadurch wacht man nach zwei oder drei Stunden auf, und es wird noch schwieriger, wieder einzuschlafen.

Im Allgemeinen machen uns Kohlenhydrate schläfrig, während Proteine uns wach machen. Aus diesem Grund und weil sie leichter verdaulich sind, ist es besser, einen Salat zum Abendessen zu essen, als irgendeine Art von Fleisch.

HILFT EIN JOBWECHSEL?

Stress am Arbeitsplatz kann bewältigt werden. Für viele Menschen wird es jedoch immer schwieriger, dies zu tun. Viele sind in Situationen gefangen, die sie nicht begünstigen: toxische Arbeitsumgebungen, schlechte Arbeitsbedingungen, Mobbing usw.

Manche Menschen hören nicht auf, Angst und Hoffnungslosigkeit zu empfinden, obwohl sie eine Therapie machen. Wenn das der Fall ist, ist es an der Zeit, über eine radikalere Veränderung in deinem Leben nachzudenken.

Wenn die Arbeit zu einem Gravitationszentrum wird, aus dem die Gedanken nicht entweichen können, wirkt sich dies unweigerlich auf die emotionale und körperliche Gesundheit des Arbeitnehmers aus. Ein Arbeitnehmer, der unter psychischen Problemen leidet, ist nicht nur während der Arbeitszeit weniger leistungsfähig, sondern hat auch mehr Fehlzeiten aufgrund von Krankheiten, die mit Arbeitsstress zusammenhängen. Die Arbeitsaufgaben häufen sich – oder schlimmer noch, du wirst ständig von deinen Vorgesetzten getadelt, wodurch ein toxischer und belastender Kreislauf entsteht, der zunehmend gefährlich für deine Gesundheit wird.

In diesen Fällen solltest du als Erstes bedenken, dass ein Arbeitsplatzwechsel nicht als Misserfolg zu werten ist. Im Gegenteil, du musst ihn als die einzig mögliche Option betrachten, wenn deine Arbeit deine körperliche und geistige Gesundheit bedroht.

Scheue dich nicht, weiter nach einer besseren Lösung zu suchen Die Arbeitssuche kann sich über Jahre hinziehen. Wenn du aber nicht aufhören kannst zu arbeiten, darfst du auch nicht aufhören, nach etwas Besserem zu suchen. Die einzige Möglichkeit, eine passende Stelle zu finden, besteht darin, weiter zu suchen.

Die meisten Menschen nehmen die Frustration, die Angst und die Wut mit nach Hause, die ein Job erzeugt, den sie hassen. Dies führt jedoch nur dazu, dass sich dieses toxische Umfeld auf alle Bereiche deines Lebens ausbreitet, während es in Wirklichkeit nur auf einen Teil davon beschränkt ist.

Versuche, alle Ressourcen zu nutzen, die ich mit dir geteilt habe, um dein Leben zu verbessern. Beschäftige dich mit Aktivitäten, die du als angenehm empfindest. Dadurch wird es schwieriger, dass sich bestimmte Ideen in zwanghafte Gedanken verwandeln. Die Zeit, die du mit deiner Familie, mit Freunden oder alleine verbringst, hilft dir nicht nur, deine Aufmerksamkeit auf angenehmere Dinge zu lenken. Sie verschafft dir auch die nötige geistige Klarheit, um Entscheidungen zu treffen und Probleme zu lösen.

Bleibe bei der Arbeit beschäftigt

Wenn die Tätigkeiten, denen wir nachgehen, unangenehm und unausweichlich sind, zählen wir die Minuten, bis der Tag zu Ende ist. Dies kann jedoch nur dazu führen, dass sich das Gefühl der Langeweile und des Elends über den ganzen Tag erstreckt und die Zeit nur langsam vergeht.

Beschäftige dich daher positiv mit deinen Aktivitäten, damit der Tag schneller zu Ende geht. Halte deine Produktivität auf einem akzeptablen Niveau, um weitere Spannungen mit deinen Chefs und Kollegen zu vermeiden, insbesondere wenn du in einem Team arbeitest.

Eine interne Lösung der Situation kann möglich sein

Manchmal können wir Dinge an unserem Arbeitsplatz ändern. Wir tun es aber nicht, weil wir glauben, dass es nicht in unserer Macht steht. Bevor du noch mehr Angst und Frustration erleidest, solltest du dich über die Richtlinien des Unternehmens informieren. Nutze die dir zur Verfügung stehenden Mittel, um das zu ändern, womit du nicht einverstanden bist. Du kannst mit deinen Vorgesetzten sprechen und die Änderungen so vornehmen, dass sie sowohl für dich als auch für die gesamte Belegschaft von Vorteil sind. Du kannst illegale Situationen melden und vieles mehr.

Denke daran, dass es um deine Gesundheit, dein geistiges, psychisches und körperliches Wohlbefinden geht. Manchmal reicht die Bezahlung eines toxischen Arbeitsplatzes nicht aus, um die Konsequenzen zu tragen, die du in Bezug auf deine Gesundheit und dein emotionales Wohlbefinden zu tragen hast.

Better Dreams

My-mindguide.com

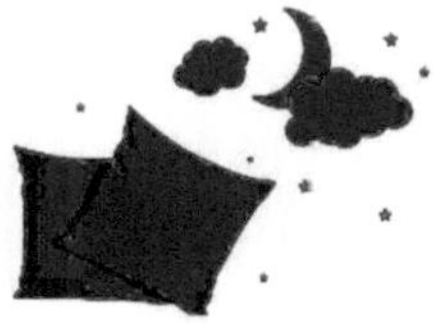

Kapitel 14

Die Schlafgewohnheiten und die Musik, die du hörst, beeinflussen deine Schlafqualität

Die Zeit, in der wir uns ausruhen und schlafen, ist eine Erneuerungsaufgabe für unseren gesamten Körper, d. h. jeder Teil des Körpers muss sich entspannen. Dennoch wachen jeden Morgen Millionen von Menschen mit Nacken-, Kopf- oder Rückenschmerzen auf und sind müder als sie am Abend zuvor ins Bett gegangen sind.

Die besten Physiotherapeuten und Physiologen haben dieses Phänomen untersucht und sind zu dem Schluss gekommen, dass die Schlafposition die Ursache dafür sein kann, dass man am nächsten Morgen eher steif als entspannt und schlecht gelaunt aufwacht.

Dieselben Fachleute versichern, dass einige dieser mit schlechtem Schlaf verbundenen Probleme gelöst werden können, indem man einfach die Schlafposition überprüft. Wenn du weißt, wie du dich fühlst, kannst du die Vor- und Nachteile einer bestimmten Schlafposition erkennen.

DIE BESTE SCHLAFPOSITION

Wichtig ist, dass die Schlafposition nicht nur bequem ist, sondern auch die Gelenke nicht übermäßig zusammendrückt und die Muskeln nicht übermäßig verkürzt oder gedehnt sind.

Es gibt drei Grundpositionen, die am häufigsten beim Schlafengehen eingenommen werden:

Mit dem Gesicht nach oben. Dies ist die am besten geeignete Art, ins Bett zu gehen. Sie gleicht das Gewicht des Körpers aus, hilft, die inneren Organe auszurichten, und beugt Nacken- und Rückenschmerzen vor. Es empfiehlt sich, dünne Kissen zu verwenden und ein Kissen unter die Knie zu legen, wenn man in dieser Position schläft, um die richtige Ausrichtung des Rückens beizubehalten und so Schmerzen im unteren Rückenbereich am nächsten Morgen zu vermeiden.

Einer der Nachteile des Schlafens auf dem Rücken ist, dass es zu Säurereflux kommen kann, weil der Kopf nicht höher als der Magen liegt, was zu einem Aufstoßen von Mageninhalt in Richtung Speiseröhre führt. Am besten hebt man den Kopf mit einem mittelstarken Kissen ein paar Zentimeter an, um einen kleinen Winkel beim Schlafen zu schaffen.

Fötale Position. Diese Position wird am häufigsten verwendet und empfohlen, vor allem, wenn du auf der linken Seite schläfst. Diese Position lindert Beschwerden wie Magenreflux, Schnarchen (obstruktive Schlafapnoe) und Kurzatmigkeit. Sie fördert auch die Lymphdrainage, die für die Reinigung des zentralen Nervensystems von Abfallstoffen verantwortlich ist.

Die Seitenlage ist eine sehr empfehlenswerte Position für Menschen, die unter Schmerzen im unteren Rückenbereich leiden. Die Wirbelsäule wird neutral gelagert, sodass das Gewicht nicht auf die Wirbelsäule fällt und Atembeschwerden verringert werden. Allerdings übt das Schlafen auf der Seite Druck auf die Gliedmaßen aus, was zu Muskelverspannungen führen kann. Dieses Risiko sowie die Gefahr von Durchblutungsstörungen kann jedoch durch ein Kissen zwischen den Knien verringert werden.

Mehrere Schlafforschungsstudien sind sich einig, dass das Schlafen auf der linken Seite die gesündeste Position für die richtige Körperausrichtung und Erholung ist.

Mit dem Gesicht nach unten. Dies ist die am wenigsten empfohlene Schlafposition, insbesondere für Babys, da diese Position die Wirbelsäule in eine Position zwingt, die nicht ihrer Natur entspricht, was sich auf den Nacken und die Halswirbelsäule auswirkt.

Wer auf dem Bauch schläft, zwingt seinen Körper, über lange Zeit eine unnatürliche Haltung einzunehmen. Auf diese Weise wird ein enormer Druck auf den gesamten Körper ausgeübt, insbesondere auf die Halswirbelsäule, wobei Muskeln, Sehnen, Nerven und Knochen betroffen sind. Diese Belastung, die auf die gesamte Wirbelsäule wirkt, kann Probleme wie Sehnenentzündungen, Schmerzen im unteren Rücken oder Nackenschmerzen verursachen.

Die Schlafforschung hat ergeben, dass wir unsere Schlafposition bis zu 36 Mal pro Nacht ändern können. Dies hängt natürlich von unserem Stressniveau, unserer Müdigkeit, Lärm, Licht und allen anderen möglichen Reizen ab, die während des Schlafs auf uns einwirken, wie z. B. die Raumtemperatur sowie die Qualität von Matratze und Kissen.

Abgesehen davon, dass das Schlafen auf dem Bauch die am wenigsten empfehlenswerte Position ist, verschlimmert das Schlafen mit seitlich ausgestreckten Armen die Wirkung und erhöht den Druck auf die Nerven in den oberen Gliedmaßen.

Wenn man mit mehreren Kissen schläft, wird die korrekte Ausrichtung der Hals- und Nackenwirbelsäule beeinträchtigt, was zu Schmerzen im Hals- und Lendenwirbelbereich führt. Es wird daher empfohlen, das Kissen zu wechseln, wenn es zu hoch oder zu starr ist.

DEIN GESUNDHEITSZUSTAND IST ENTSCHEIDEND FÜR DIE SCHLAFENSZEIT

Gesunde Menschen haben mehr Freiheiten beim Schlafen, da sie jede beliebige Position wählen können und nur minimale, normale oder grundlegende Auswirkungen erfahren. Bei Patienten mit bestimmten Erkrankungen ist dies jedoch nicht der Fall. Für sie ist es notwendig, eine Position zu wählen, die für ihre Gesundheit am besten geeignet ist.

Schwangere Frauen entscheiden sich in der Regel für die Seitenlage in der linken seitlichen Dekubitusposition. Auf diese Weise wird die Hohlvene nicht zusammengedrückt, was die Durchblutung der Plazenta deutlich verbessert.

Patienten, die unter gastroösophagealem Reflux leiden, sollten das Schlafen auf dem Rücken vermeiden und das Bett gegebenenfalls auf Kopfhöhe hochstellen. Am besten schlafen sie wie Schwangere in der linken seitlichen Dekubitus-Lage.

Menschen mit Lungenproblemen oder Herzerkrankungen sollten mit zwei Kissen schlafen, um eine vertikale Neigung der Lunge zu erhalten und die Atmung zu erleichtern.

Schmerzen im unteren Rückenbereich sind relativ häufig und können durch eine Muskel- oder Bänderzerrung verursacht werden. Betroffene sollten auf dem Rücken schlafen und das Kopfkissen nur minimal erhöhen. Du kannst auch versuchen, auf dem Rücken zu schlafen, wobei die Knie angewinkelt und durch ein Kissen getrennt sind.

Menschen, die unter Schlafapnoe (Schnarchen) leiden, sollten es vermeiden, in Rückenlage zu schlafen. Dadurch wird die Zunge in Richtung Rachen bewegt, wodurch sich die Rachenöffnung verkleinert und somit der Luftdurchlass in die Lunge verringert wird.

Es ist wichtig, sich bewusst zu machen, welche Schlafposition für dich und deine individuellen Bedürfnisse am besten geeignet ist. Denk daran, dass deine Schlafstunden auch die Stunden der Regeneration deines gesamten Organismus sind. Wenn du es richtig anstellst, wirst du eine optimale Erholung erreichen und dadurch schneller wieder zu Kräften kommen.

RECHTS ODER LINKS, WAS IST DIE BESSERE SEITE?

Im *Journal für klinische Gastroenterologie* wurde ein Artikel veröffentlicht, in dem Dr. John Doulliard zu dem Schluss kam, dass wir die Lymphdrainage unseres Körpers begünstigen, wenn wir auf der linken Seite des Körpers schlafen. Die Lymphe zieht die Bestandteile mit sich, die von den Lymphknoten gefiltert werden müssen. Der Körper scheidet sie schließlich auf der linken Seite aus.

Das Ruhen auf der linken Seite des Körpers fördert das reibungslose Funktionieren unseres Verdauungssystems. Das erleichtert die Produktion der Magensäfte, und die Sekretion der Pankreasenzyme erfolgt ohne große Anstrengung. Auf diese Weise ist unser Verdauungssystem ruhiger, und seine Entwicklung findet zu einem günstigen Zeitpunkt statt.

Auch das Herz profitiert vom Schlafen auf der linken Seite, da sich dieses lebenswichtige Organ des menschlichen Körpers auf dieser Seite befindet. Wichtige Venen wie die Aorta, die vom Herzen in den Bauchraum führt, machen einen Bogen nach links, was für eine gute Durchblutung von Vorteil ist.

Ein weiteres wichtiges Organ, die Milz, befindet sich auf der linken Seite. Sie ist ein wichtiges Organ für das Verdauungs-, Lymph- und Immunsystem. Wenn du auf der linken Seite schläfst, unterstützt du den Körper dabei, die Milz mit natürlichen Flüssigkeiten zu versorgen, damit sie ihre Aufgabe richtig erfüllen kann.

Es ist auch sehr wichtig, auf die Position zu achten, die der Körper während des Nickerchens einnimmt. Obwohl es sich um kurze Schlafphasen handelt, wird der Mittagsschlaf in der Regel nach einer Mahlzeit gehalten, und die Position des Körpers beeinflusst die Verdauung.

Wenn du dir Sorgen darüber machst, wie du schläfst, solltest du darauf achten, wie du nach dem Schlafen aufwachst. Du musst nicht die ganze Nacht in einer Position schlafen - wir bewegen uns während der Nacht ständig. Nimm einfach wieder die Position ein, die dir am besten tut. Es geht nur darum, die Gewohnheit zu ändern. Glaube mir, die Überzeugung, dass sich eine bestimmte Schlafposition positiv auf deine Gesundheit auswirkt, ist der beste Anreiz, eine gesunde Gewohnheit anzunehmen.

SCHLAFEN MIT HINTERGRUNDGERÄUSCHEN: WARUM TUN WIR DAS, UND WIE WIRKT ES SICH AUF UNS AUS?

Eine immer häufiger anzutreffende Angewohnheit von Jugendlichen und Erwachsenen ist es, beim Einschlafen Musik, eine Sendung oder einen Podcast zu hören. Neben den Umgebungsbedingungen beim Schlafen wie Ruhe, Dunkelheit, Temperatur usw., hat dies einen wichtigen Einfluss auf unsere Schlafqualität. Diese Elemente sorgen dafür, dass wir zur richtigen Zeit tief und fest schlafen können. Viele Menschen gewöhnen sich jedoch an das Schlafen mit Hintergrundgeräuschen.

Das Interessante daran ist, dass es sich dabei keineswegs um eine Modeerscheinung handelt. Für die meisten, die es praktizieren, ist es zu einer Notwendigkeit geworden. Im Gegenteil, es ist sehr schwierig, einzuschlafen, wenn sie nicht im Hintergrund etwas hören.

WARUM MÜSSEN WIR MIT GERÄUSCHEN SCHLAFEN?

Die Technik ist auf dem Vormarsch, hält Einzug in das Schlafzimmer und begleitet uns ins Bett. Jetzt verfolgt sie uns sogar nach dem Schlafen. So wurde aus einer scheinbar harmlosen Entscheidung, die ganze Nacht über Geräusche zu hören, eine schwer zu beseitigende Gewohnheit. Dies hat nicht nur zu einer Abhängigkeit von Geräuschen, sondern auch von Bildschirmen vor dem Schlafengehen geführt.

Diese Gewohnheit, mit dem Handy am Ohr einzuschlafen, lässt sich nur schwer aufgeben. Der Mensch ist ein Gewohnheitstier, und wenn wir Tag für Tag dieselben Muster wiederholen, setzen sie sich in unseren Köpfen fest und lassen sich nur schwer wieder loswerden.

EINIGE VORTEILE DES SCHLAFENS MIT HINTERGRUNDGERÄUSCHEN

Das Schlafen mit Hintergrundgeräuschen kann dazu beitragen, andere Umgebungsgeräusche wie Verkehr, Bauarbeiten, Natur oder das Schnarchen unseres Bettpartners auszublenden. Dadurch werden die Geräusche, die wir nicht hören wollen, abgeschwächt, und wir können uns auf die Geräusche konzentrieren, die wir hören wollen, z. B. den Fernseher oder unsere Mobilgeräte.

Dies kann für Menschen hilfreich sein, die an lauten Orten leben oder deren Tagesablauf es schwierig macht, bei Unterbrechungen in der Umgebung einzuschlafen.

Außerdem empfinden manche Menschen Stille als unangenehm und störend. Sie füllen den Mangel an Lärm, der sie am Einschlafen hindert.

Aus psychologischer Sicht empfinden Menschen, die Stille hassen, Gefühle der Einsamkeit und Angst. Sie brauchen alle virtuelle Gesellschaft, die sie bekommen können und die in der heutigen Gesellschaft von mobilen Geräten oder dem Fernsehen kommen kann.

SCHALTET DEN VERSTAND AB

Viele Menschen greifen auf Hintergrundgeräusche zurück, weil sie ihnen helfen, ihren Geist abzuschalten. Die mentale Ablenkung durch die Technologie hilft ihnen, negative Gedanken, Sorgen und Emotionen zu vermeiden. Diese würden sie sonst die ganze Nacht wach halten, zumal eine der Ursachen für Schlaflosigkeit darin besteht, dass wir uns auf Dinge konzentrieren, die uns Sorgen machen oder uns stören. Die Möglichkeit, negative Gedanken zu verdrängen und einen ruhigen Geist zu erleben, während wir Musik oder unser Lieblingsprogramm hören, ist also sehr attraktiv.

WEISSES RAUSCHEN, WAS IST DAS?

Der Neurowissenschaftler Jordi A. Jauset definiert weißes Rauschen[5] als „ein Tonsignal, das alle hörbaren Frequenzen enthält, die es gibt, und zwar alle mit der gleichen Amplitude".

Weißes Rauschen ist anhaltend und wiederholend und integriert das gesamte Spektrum der vorhandenen Tonfrequenzen, ohne sie gegenüber anderen hervorzuheben. Das Rauschen des Fernsehers (unverständliche Dialoge) oder eines unabgestimmten Radios, das Geräusch der Klimaanlage (sich wiederholend), eines Ventilators, Regen ohne Donner und Meereswellen sind Beispiele für weißes Rauschen.

5 https://www.sciencedirect.com/science/article/abs/pii/S1389945721002021

Es wird immer einfacher, in unserer modernen Welt Aufnahmen von weißem Rauschen zu finden. Sogar mobile Apps erzeugen diesen Ton bis zu zehn Stunden lang. Der Zweck ist, den Schlaf von Menschen zu verbessern, die Schwierigkeiten haben, überhaupt zu schlafen.

Anwender behaupten, dass es ihre Entspannungsfähigkeit beim Meditieren deutlich verbessert und ihre Konzentration und kognitiven Fähigkeiten optimiert. Darüber hinaus wird es sowohl von Erwachsenen als auch von Kindern genutzt. Es gibt sogar Geräusche für Babys, die den Herzschlag beinhalten und so das nachahmen, was Säuglinge im Mutterleib hörten.

Moderne Eltern greifen zunehmend auf weißes Rauschen zurück, um ihre Babys zu beruhigen und die Qualität und Dauer des Schlafs zu erhöhen.

VORTEILE DES SCHLAFENS MIT WEISSEM RAUSCHEN

Der Hauptvorteil von weißem Rauschen beim Schlafen besteht darin, dass es hilft, andere störende Geräusche zu überdecken. Hierzu gehören z. B. Verkehrshupen oder Musik von lärmenden Nachbarn, die unsere Ruhe zu stören scheinen.

Leichtschläfer und Babys profitieren von weißem Rauschen, da andere Geräusche blockiert oder mit geringerer Intensität wahrgenommen werden, sodass sie die Großhirnrinde nicht erreichen können.

Auch Tinnitus-Betroffene können sich dieses Mittel zunutze machen, um eine bessere Schlafqualität zu erreichen. Das ständige Klingeln in den Ohren nimmt beim Einschlafen aufgrund der vorherrschenden Stille tendenziell zu, sodass es für sie eine große Erleichterung sein kann, ein Geräusch zu haben, das es zumindest teilweise blockiert.

NACHTEILE UND KONTRAINDIKATIONEN VON WEISSEM RAUSCHEN

Weißes Rauschen ist nicht für alle Menschen eine ideale und vorteilhafte Lösung. Es ist besonders schädlich für diejenigen, die an Schlafapnoe und Atemproblemen leiden. Trotzdem verwenden sie es.

Das nächtliche Hören von weißem Rauschen kann unsere Haarzellen schädigen - die Zellen, die für die Aufnahme von Geräuschen zuständig sind. Außerdem werden sie durch ein solches Dauerrauschen aktiv gehalten und daran gehindert, die notwendige Regenerationsarbeit während des Schlafs effektiv zu leisten.

Bei der Einführung von weißem Rauschen in die Schlafroutine unserer Babys müssen wir mit größerer Vorsicht vorgehen. Wenn wir sie einer sehr hohen Lautstärke aussetzen, könnte das ihr Gehör später schädigen. Dies könnte später zu Problemen bei der Sprachentwicklung führen.

WIE SOLLEN WIR VORGEHEN?

Die Verwendung von weißem Rauschen ist etwas relativ Modernes. Nicht alle Wissenschaftler befürworten seine Verwendung. Ich denke jedoch, dass es eine persönliche Entscheidung ist und sparsam eingesetzt werden sollte. Wenn weißes Rauschen beruhigend wirkt und dich schneller in den Schlaf bringt, solltest du es nicht übermäßig übertreiben. Höre es in Nächten, in denen du nicht schlafen kannst, und natürlich in möglichst geringer Lautstärke, etwa im Flüsterton.

Dies gilt auch für die Anwendung bei Kindern. Wenn dieses Geräusch das Weinen deines Kindes beruhigt und es zum Einschlafen bringt, solltest du zuerst herausfinden, warum dein Kind unruhig ist. Außerdem solltest du keine Symptome überstürzen, die darauf hindeuten könnten, dass etwas nicht in Ordnung ist. Idealerweise solltest du das weiße Rauschen nicht zur Gewohnheit oder zu einem festen Bestandteil der Routine machen.

Erinnere dich daran, was wir in diesem Buch besprochen haben: Die Gewohnheiten für eine gute Erholung beruhen auf bestimmten Essenszeiten, gesunder Ernährung, sportlicher Betätigung, Meditation in Kombination mit Yoga, Hypnotherapie und Visualisierungen. All diese Techniken werden dir helfen, dich besser zu fühlen. Schon nach kurzer Zeit wirst du in der Lage sein, richtig zu schlafen und zu ruhen.

Wenn du komplexere Probleme oder eine Schlafstörung hast, zögere bitte nicht, einen Spezialisten aufzusuchen. Er kann dir die notwendigen Übungen zeigen, damit du deine wohlverdiente Ruhe wiederfindest. Weißes Rauschen mag eine vorübergehende Lösung sein, aber es ist kein gesundes Langzeitmittel.

Kapitel 15

Unkonzentriertheit und mangelnde Konzentration vermindern deine Fähigkeit, erfolgreiche Ideen zu entwickeln

Neurowissenschaftler konzentrieren sich auf das Gehirn und seine Auswirkungen auf das Verhalten und die kognitiven Funktionen. Sie erforschen aber auch, was mit dem Nervensystem passiert, wenn Menschen an neurologischen, psychiatrischen oder neurologischen Entwicklungsstörungen leiden. Sie untersuchen auch die Folgen von Schlafmangel und wie sich dieser auf die Konzentration und die geistige Leistungsfähigkeit von Menschen auswirkt, die an einer der oben genannten Krankheiten leiden.

Unzählige Studien und Experimente sind durchgeführt worden, um herauszufinden, wie wir unseren Geist kontrollieren.

Werfen wir also einen Blick darauf, wie unser Geist funktioniert. Stell dir diese einfachen Fragen: Kontrollierst du deinen Verstand? Oder kontrolliert dein Geist dich? Wenn du deinen Verstand kontrollierst, werden wir einen Test machen, um festzustellen, ob das stimmt. Versuche, an nichts zu denken. Versuchst du, deinen Geist zu klären und deine Gedanken zum Schweigen zu bringen. Was passierte? Konntest du das tun?

Wahrscheinlich ist dir etwas durch den Kopf gegangen. Du hast versucht, deinem Verstand klarzumachen, dass du die Kontrolle hast. Du dachtest an Befehle wie „Denk an nichts, denk an nichts“ und hast dann bemerkt, dass zufällige Gedanken in deinem Kopf auftauchten. Das ist ganz normal. Unser Gehirn hat sich so entwickelt, dass es auf diese Weise funktioniert. Aufgrund einer Struktur, die Wissenschaftler das neuronale Standardnetzwerk nennen, sind unsere Gedanken immer eingeschaltet, auch wenn wir an nichts denken wollen. Sogar wenn wir schlafen.

Das Gute daran ist, dass du deinen Verstand so trainieren kannst, dass das neuronale Standardnetzwerk so funktioniert, dass es deine Ziele begünstigt, anstatt einen Verstand zu haben, der sich selbst sabotiert. Wenn dein neuronaler Standardmodus dazu führt, dass du traurig, ängstlich oder unproduktiv bist, dann werden wir lernen, wie du das ändern kannst. Denn dann arbeitet das neuronale Standardnetzwerk deines Gehirns so, dass es deine Konzentration und Produktivität fördert.

Unser Gehirn ist unser komplexestes Organ. Bis zum frühen 20. Jahrhundert, als das Elektroenzephalogramm erfunden wurde, wussten wir nur sehr wenig über die tatsächliche Funktionsweise des Gehirns. Zu diesem Zeitpunkt wurden in einer Studie versehentlich Schlussfolgerungen in dieser Hinsicht gezogen:

In dieser Studie baten die Wissenschaftler eine Gruppe von Menschen, geistige Aufgaben auszuführen, während

Elektroden und spezielle Maschinen ihre Gehirnaktivität überwachten. Diese Überwachung sollte mit einem Ausgangsniveau der Hirnaktivität verglichen werden. Deshalb baten die Wissenschaftler die Menschen auch, zwischen den Aufgaben zu pausieren.

In diesem Moment geschah etwas Seltsames. Die Wissenschaftler erwarteten, dass die Gehirnaktivität in der Ruhephase abnehmen würde, aber das war nicht der Fall. In einigen Hirnregionen nahm die Hirnaktivität während der Ruhephase sogar zu. Zunächst wurde dies als einfache Kuriosität betrachtet.

Viele Jahre später verglich ein Wissenschaftler namens David Ingvar die Ergebnisse von Tests, bei denen der Blutfluss im Gehirn gemessen wurde, wenn sich die Menschen in Ruhe befanden. Auf diese Weise entdeckte er zufällig, dass bestimmte Bereiche des Gehirns als Netzwerk aktiviert werden, wenn wir vermeintlich ruhen. Das heißt, wenn wir aktiv sind und das Gehirn mit geistigen Aktivitäten beschäftigen, sind einige Bereiche aktiviert. Wenn wir jedoch nicht aktiv sind und uns eigentlich ausruhen sollten, sind andere Bereiche des Gehirns aktiviert.

Während wir uns ausruhen, verarbeitet unser Gehirn Ideen, Bilder und Dinge, die wir während des Tages erlebt haben. Wenn man also nicht richtig schläft, geht diese Funktion verloren. Deshalb fällt es uns schwer, uns zu erinnern und neue Dinge zu lernen. Dieser Schritt ist wichtig, aber wenn du ihn zum Standardnetzwerk machst, das deine Gedanken leitet, wirst du durch dein Gedächtnis wandern, ohne dich auf die Gegenwart zu konzentrieren.

Diese Gedanken, die auftauchen, wenn wir nicht aktiv an einer Aktivität beteiligt sind, bezeichnen wir als das „neuronale Standardnetzwerk". Es ist unsere Standard-Denkweise.

Wenn sich dein Gehirn standardmäßig im neuronalen Modus befindet, schweifen deine Gedanken ab. Dann kannst du dich nicht auf die anstehende Aufgabe konzentrieren. Wenn du dich ausruhst, ohne aktiv an einer geistigen Aktivität teilzunehmen, bleibt dein Gehirn aktiv, aber im Standardmodus. In diesem Modus erzeugt unser Gehirn mentale Bilder, reist in die Vergangenheit und plant für die Zukunft. Dies lässt sich an Momenten verdeutlichen, in denen du nichts tust und dir plötzlich die beste Antwort einfällt, die du in einer kürzlich abgelegten Prüfung hättest geben können. Auch wenn du dir noch so sehr den Kopf zerbrochen hast, ist dir die Antwort nicht eingefallen.

Immer wenn du dein Gehirn nicht aktiv einsetzt, um ein Problem zu lösen, beginnen deine Gedanken zu wandern, Ideen zu sammeln und Geschichten zu erfinden. Oftmals entstehen während dieser Wanderungen kreative Problemlösungen in deinem Kopf. Es ist aufregend und überraschend, vor allem, wenn der Schlüssel plötzlich auftaucht, ohne dass man bewusst über die Situation nachdenkt.

Dies ist ein positiver Aspekt. Es ist jedoch nicht immer gut, wenn die Gedanken abschweifen. Denke z. B. an Menschen mit Depressionen, Zwangsstörungen und anderen psychischen Störungen. Diese Menschen haben in der Regel stärkere Verbindungen zwischen den Gehirnregionen, die durch das neuronale Standardnetzwerk aktiviert werden. Auch Menschen mit Alzheimer und Autismus-Spektrum-Störungen haben einige Störungen im neuronalen Standardnetzwerk.

Selbst bei gesunden Menschen kann übermäßiges Umherschweifen der Gedanken zu Problemen führen. Ein deutliches Beispiel ist, wenn du dich auf eine Aufgabe konzentrieren musst und dein Geist abgelenkt ist. Er verfolgt Gedanken, wühlt in der Vergangenheit oder macht Pläne für die Zukunft. In der Nacht fällt es dir schwer zu schlafen. Du wachst abgelenkt auf und hast Schwierigkeiten, dich an die unmittelbarsten Dinge zu erinnern, die dir normalerweise problemlos einfallen würden. Dein Geist hat sich nicht ausgeruht, und das neuronale Standardnetzwerk hat die Informationen in den Stunden der Ruhe nicht organisiert.

Einige Einstellungen erhöhen die Aktivität des neuronalen Standardnetzwerks, was dazu führt, dass unsere Gedanken noch mehr abschweifen. Aus diesem Grund gebe ich dir jetzt zwei effiziente Tipps, was du tun und was du lassen solltest:

AUSREICHEND AUSRUHEN

Das erste, was du tun solltest, ist schlafen. Im Laufe dieser Seiten habe ich immer wieder betont, wie wichtig der Schlaf ist und dass die Schaffung einer geeigneten Umgebung für eine erholsame Nacht entscheidend für das Funktionieren deines Körpers ist. In den vorangegangenen Kapiteln haben wir die Mechanismen, Ursachen und Folgen des richtigen Schlafs beschrieben.

Schlaf ist die Zeit, in der das Gehirn ruht und die Hormonproduktion im Gleichgewicht ist. Nur so kann das

Gedächtnis optimal funktionieren. Außerdem stärkt der Schlaf, wie du bereits gelesen hast, die neuronalen Verbindungen.

An der Universität Haifa in Israel haben wissenschaftliche Spezialisten diese Erkenntnisse durch eine Reihe von Experimenten verifiziert: Während der REM-Phase des Schlafs wird der Hippocampus, der Speicher unseres Gedächtnisses, wiederhergestellt, wodurch das Kurzzeitgedächtnis in ein Langzeitgedächtnis umgewandelt wird. Damit wird die Theorie bestätigt, dass ein mindestens 30-minütiger Mittagsschlaf hilft, Fähigkeiten und Erinnerungen zu festigen.

MEDITIEREN

Meditation ist die wirksamste Methode, um das neuronale Standardnetzwerk zu kontrollieren. Die Kontrolle unserer Gedanken ist keine leichte Aufgabe, da wir eher emotionale als rationale Wesen sind. Trotzdem gibt es eine nützliche Technik zur Beeinflussung des neuronalen Standardnetzwerks: die Meditation mit fokussierter Aufmerksamkeit.

Bei der Meditation mit fokussierter Aufmerksamkeit musst du eine einzige Sache auswählen, auf die du dich konzentrierst, z. B. deinen Atem, ein Objekt in deinem Zimmer oder ein Bild. Das Ziel dieser Meditation ist es, deine Aufmerksamkeit so lange wie möglich ausschließlich auf diese eine Sache zu lenken. Wenn du merkst, dass du den Fokus auf diese eine Sache verloren hast, musst du dich einfach wieder auf sie konzentrieren. Das klingt in der Theorie einfach, ist aber in der Praxis sehr kompliziert. Im Allgemeinen beschäftigen sich die Gedanken, die dich unkonzentriert machen, mit der Vergangenheit oder der Zukunft und haben selten etwas mit dem gegenwärtigen Moment zu tun.

Der Zusammenhang zwischen mangelnder Konzentration und dem neuronalen Standardnetzwerk wurde in einer Studie aus dem Jahr 2012[6] nachgewiesen. In dieser Studie wurden mehrere sehr erfahrene Meditierende gebeten, eine Meditation mit fokussierter Aufmerksamkeit zu praktizieren. Alles wurde mit Bildern der Gehirnaktivität genau überwacht. Wann immer die Freiwilligen die Konzentration verloren und abgelenkt wurden, drückten sie einen roten Knopf. So konnten die Wissenschaftler den Moment der Ablenkung mit dem Bild vergleichen, das zeigt, welche Gehirnregionen aktiv sind. Es waren immer die Standardregionen des neuronalen Netzes.

Je mehr du also deine konzentrierte Aufmerksamkeit trainierst, desto weniger dominant wird dein neuronales Standardnetzwerk sein. Auch bei ständiger Übung dieser Art von Meditation werden Gedanken weiterhin in deinem Geist auftauchen. Diese Gedanken halten deine Aufmerksamkeit jedoch nicht mehr lange aufrecht, und du wirst dich schneller wieder konzentrieren können.

Das zeigt, dass du die Gehirnregionen, die für die Konzentration zuständig sind, trainierst und stärkst. Diese Regionen bilden das sogenannte exekutive Netzwerk, da sie für die kognitive Kontrolle zuständig sind. Es ist so, als ob das organisatorische Netzwerk eine positive Hirnaktivität wäre. Das neuronale Standardnetzwerk ist eine Aktivität außerhalb des Gehirns, um Aufgaben zu erledigen.

Je mehr du konzentrierte Aufmerksamkeitsmeditation oder irgendeine Art von Meditation praktizierst, desto stärker

6 https://pubmed.ncbi.nlm.nih.gov/21782031/

wird das exekutive Netzwerk und desto schwächer wird das neuronale Standardnetzwerk. In Kapitel 9 findest du eine leicht zu erlernende Anleitung für die Prinzipien der Meditation, die ich meinen Schülern seit Jahren beibringe und die sich als wirksam erwiesen haben.

Die unglaublichen Vorteile der Meditation werden deinen Geist lehren, weniger umherzuwandern, sodass er weniger anfällig für Ablenkungen ist. Die Standardeinstellung des neuronalen Netzwerks hat nicht mehr das Sagen, und stattdessen kann sich dein Gehirn konzentrieren, wann immer und worauf auch immer es gebraucht wird. Die Leistungsfähigkeit wird gesteigert und die Entscheidungsfindung verbessert.

Das Gehirn ist das komplexeste Organ, das wir haben. Dank zahlreicher Studien und Erhebungen konnten Wissenschaftler mehr und mehr aufdecken, wie unser Gehirn funktioniert.

Das standardmäßige neuronale Netz lenkt deinen Geist ab, wenn du nicht bewusst mit geistigen Aktivitäten beschäftigt bist, aber eine gezielte Meditationspraxis verringert die Ablenkungen. Es gibt noch andere Techniken, die auf neurowissenschaftlichen Erkenntnissen beruhen und die dir mehr Kontrolle über dein Gehirn geben können:

Negativer Perfektionismus
Perfektionisten machen sich tausend Gedanken über eine Sache und denken an Hunderte von Möglichkeiten, um sie perfekt und normgerecht zu machen. Dadurch verbringen sie zu viel Zeit mit einem bestimmten Projekt, und ihre Gedanken schweifen ständig ab und erforschen die möglichen Ursachen und Folgen, warum das Projekt möglicherweise abgelehnt wird.

Um diesen Kreislauf zu durchbrechen und nicht länger zu viel nachzudenken, müssen wir uns folgende Fragen stellen: Warum kann ich dieses Projekt nicht ein für alle Mal abschließen? Was ist meine wahre Angst? Du wirst die Antworten in dir selbst finden. Diese Fragen helfen dir nicht nur, mit dem Grübeln aufzuhören und aktiv zu werden. Sie halten dich auch von Gedanken fern, die nichts mit dem gegenwärtigen Moment zu tun haben.

Höre auf, alles kontrollieren zu wollen

Tritt einen Schritt zurück und erkunde eine andere Perspektive, wenn du dich dabei ertappst, wie du an tausend Dinge gleichzeitig denkst. Frage dich stattdessen: Denke ich über etwas nach, das ich nicht kontrollieren kann? Oder ist es etwas, das ich kontrollieren kann?

Es könnte ja sein, dass du im Stau steckst und du im Moment nichts tun kannst, um das Problem zu umgehen. Du kannst die Zeit, in der du im Stau stehst, nutzen, um deine Aufgabenliste abzuarbeiten, ein Hörbuch zu hören, dich über einen Sprachkurs zu informieren, den du lernen möchtest, oder einfach nur tief durchzuatmen und deinen Geist ein wenig zur Ruhe kommen zu lassen, bevor du zu deinem Büro oder Treffpunkt kommst.

Die Zeit sollte auf deiner Seite sein

Wenn du die Situation unter Kontrolle hast, besteht der nächste Schritt darin, das Problem zu identifizieren und einzugrenzen. Du musst dir eine Frist setzen, um es zu lösen. Konzentriere dich darauf, einen Weg zu finden, das Problem zu lösen, oder entwickle zumindest eine Strategie, damit es in der vorgegebenen Zeit gelöst werden kann.

Es ist keine leichte Aufgabe, dein neuronales Standardnetzwerk dazu zu bringen, deine Gedanken zu kontrollieren. Doch wenn du dich auf die Gegenwart konzentrierst, unternimmst du einen wichtigen Schritt, um das Umherschweifen deiner Gedanken zu stoppen. Auf diese Weise übernimmst du die Kontrolle über deine Gedanken. Denk an Lösungen und Handlungen, die in deinen Einflussbereich fallen.

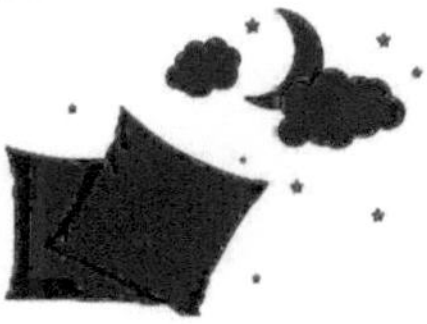

Kapitel 16

Verbessere deine Stimmung und deine Leistung, um glücklicher zu sein

Die Johns-Hopkins-Universität für Medizin hat eine Studie zum Verhalten veröffentlicht. Die Studie zeigte, dass Menschen, die nicht regelmäßig die empfohlene Anzahl von Stunden schlafen, weniger positive Emotionen erleben, weniger glücklich sind und häufiger negative Emotionen wie Wut empfinden.

Es ist wichtig, die erforderlichen Stunden kontinuierlich und ohne Unterbrechungen zu schlafen. Andernfalls durchläuft deine Ruhephase nicht die verschiedenen Zustände, die für ein erfrischendes Gefühl erforderlich sind. Deshalb wachen Menschen, die dieses Problem haben, mit schlechter Laune auf und verbringen den Rest des Tages in schlechter Laune.

WIE WIRKT SICH GUTER SCHLAF AUF DAS WOHLBEFINDEN AUS?

Biologisch gesehen verlangt Glück nach natürlich aktivierten Chemikalien wie Endorphinen, Serotonin, Dopamin und Oxytocin. Auf diese Weise erzeugt unser Körper verschiedene

Reaktionen auf Situationen, darunter Ruhe, Lachen, den Wunsch nach Zuneigung und das Gefühl der Freude.

Außerdem ist ein guter Schlaf für das reibungslose Funktionieren des Körpers unerlässlich. In der Phase der körperlichen Ruhe arbeitet das Gehirn intensiv daran, die während des Tages aufgenommenen Informationen zu konsolidieren und sich für den nächsten Tag zu erneuern.

Wir stehen vor vielen Problemen, wenn wir nicht alles tun, um die notwendigen Stunden zu schlafen (sieben bis acht Stunden bei Erwachsenen). Wie alle Studien belegen, führt eine unterbrochene Ruhezeit zu einem hormonellen Ungleichgewicht, erhöht den Stresspegel, verändert die Stimmung, verringert die Konzentration, verändert den Appetit und verstärkt körperliche Beschwerden. All diese Ungleichgewichte im natürlichen chemischen System des Körpers sind mehr oder weniger stark am Glücksempfinden beteiligt.

Wer nicht genug oder nicht richtig schläft, kann die positiven Reize nicht in ihrer vollen Pracht wahrnehmen. Eine ausgeruhte Person kann sich sehr glücklich fühlen, wenn sie eine Stimulation erhält, wie z. B. eine Umarmung. Sie wird dies jedoch nicht auf die gleiche Weise tun, wenn sie schlecht geschlafen hat, was bedeutet, dass sie kein hohes Maß an Glück erleben wird.

WELCHE FAKTOREN SIND DER AUSLÖSER FÜR DIE UNZUFRIEDENHEIT DES EINZELNEN?

Mangelnde Kontrolle der Emotionen
Heutzutage ist der Schlaf fast zur Nebensache geworden. Es herrscht der Glaube, dass man auf ausreichenden Schlaf

verzichten kann – und manchmal sogar sollte –, wenn man erfolgreich sein will. Doch das ist weit von der Wahrheit entfernt. Die Nichteinhaltung unserer Ruhezeiten führt zu Problemen aller Art und verschlimmert die Probleme, unter denen wir bereits leiden.

Wenn die erforderliche Schlafdauer nicht erreicht wird oder es unmöglich ist, ruhig zu schlafen, fühlt sich der Mensch unausgeglichen. So wird eine Person sehr reizbar oder besonders empfindlich gegenüber jeder Art von Reizen. Es liegt auf der Hand, dass unzureichender Schlaf unseren Gemütszustand erheblich beeinträchtigt.

Ein Mensch mit unangemessenen Emotionen kann bei der kleinsten Berührung explodieren. Häufig reagieren Menschen auf einfache Interaktionen oder Gespräche mit anderen mit Wut. Dafür gibt es eine Hauptursache: Schlafmangel.

Irrationale und ursprüngliche Verhaltensweisen

Viele Studien haben gezeigt, dass ein stundenlanger Schlafentzug für die Ausübung einer Tätigkeit auch Folgen hat, die den Präfrontallappen, den Bereich, der die Emotionen steuert, stark beeinträchtigen. Schlafmangel führt zu mehr irrationalen und ursprünglichen Reaktionen.

Obwohl allgemein angenommen wird, dass Schlafmangel zu einem Zustand der Schwäche und Passivität führt, ist das Gegenteil der Fall. Menschen, die zu wenig Schlaf bekommen, werden nicht zunehmend passiv, sondern zu 60 % reaktiver, gewalttätiger und unkontrollierter.

Für jemanden, der mit diesem Problem konfrontiert ist, ist es sehr viel schwieriger, einschränkende Überzeugungen zu ändern und sie durch neue, sich selbst dienende Überzeugungen zu ersetzen. Das Mind Hacking, das ich in Kapitel 13 besprochen habe, wird fast unmöglich, weil der Geist von jemandem, der nur vier Stunden am Tag schläft, unweigerlich mit unberechenbaren Gedanken und falschen Überzeugungen gefüllt sein wird. Zum Beispiel: „Ich muss Dinge gut machen, um die Anerkennung anderer zu verdienen"; „Andere müssen rücksichtsvoll und fair handeln"; und „Das Leben sollte mir günstige und einfache Bedingungen bieten, damit ich mühelos bekomme, was ich will."

Schwierigkeiten bei der Entscheidungsfindung
Alle Denkmuster werden durch Schlafmangel erheblich beeinträchtigt. Die Folge ist, dass die kurz- und langfristige Informationsverarbeitung erschwert wird, was die Entscheidungsfindung fast unmöglich macht. Eine Studie hat ergeben, dass die Fehlerquote von Ärzten im Gesundheitswesen um mehr als 400 % steigt, wenn sie mehr als eine durchgehende 24-Stunden-Schicht arbeiten.

Die Arbeitszeiten dieser Fachleute müssen überprüft und neu bewertet werden, weil sie manchmal unbeabsichtigt mehr Schaden anrichten als Nutzen bringen. Und das gilt für alle Menschen, die eine Arbeit verrichten, bei der Konzentration gefragt ist. Sie können ihr Leben und das Leben anderer in Gefahr bringen.

POSITIVE FOLGEN EINER AUSREICHENDEN ERHOLUNG

- Während wir schlafen, verarbeitet das Gehirn Informationen, lernt aus den Erfahrungen des Tages und vergisst negative

Erinnerungen, sodass wir uns authentischer und produktiver erholen können.

- Wir haben mehr Ressourcen, um Stress und Reizbarkeit zu bekämpfen, wenn wir ausgeruht sind.

- Wenn wir gut schlafen, sind die Appetithormone im Gleichgewicht, sodass wir ein ideales Gewicht halten und unser Selbstwertgefühl auf emotionaler und psychologischer Ebene positiv beeinflussen können.

- Wenn wir die notwendigen Stunden Ruhe haben, ist es wahrscheinlicher, dass unser sexueller Antrieb zunimmt.

Wenn Schlaf und Wachsein im Einklang stehen, funktioniert unser Körper richtig. Ein guter Schlaf verbessert unsere Lebensqualität. Bei der Regulierung des Schlafs gibt es nichts zu verlieren und viel zu gewinnen.

Nicht jeder ist sich darüber im Klaren, dass ein Mangel an Ruhe sein Glück beeinträchtigen kann. Unzureichender Schlaf führt dazu, dass wir glückliche Momente nicht richtig wahrnehmen und verarbeiten können. Eine Person kann die besten Momente ihres Lebens erleben, aber nicht in vollem Umfang genießen, wenn sie nicht auf die Qualität und Quantität ihres Schlafes achtet.

Sich gut auszuruhen und genügend Schlaf zu bekommen, führt zu einem gesünderen Leben – einem Leben, in dem wir breit lächeln können, weil wir wissen, dass unser Wohlergehen nicht in einer weit entfernten Zukunft liegt, sondern in der Gegenwart.

Zusammenfassung

Vor langer Zeit stand ich an einem Scheideweg, an dem ich mich entscheiden musste. Entweder eine positive und enthusiastische Haltung einzunehmen, bei der ich versuchte, die positive Seite der Dinge zu sehen, indem ich mich auf die Chancen konzentrierte oder eine negative oder realistische Haltung einzunehmen. Letztendlich entschied ich mich für die positive Einstellung. Ich habe viele Hindernisse überwunden, und heute teile ich mit meinen Lesern alle Themen, die ich für den Erfolg im Leben für wichtig halte.

Als zertifizierter Hypnose-und Gesprächscoach, der weiß, wie man Menschen zu Erfolg und optimaler Gesundheit verhilft, ist die Gesundheit für mich natürlich von zentraler Bedeutung. Ich weiß, dass genügend Schlaf das Allheilmittel für ein in jeder Hinsicht besseres Leben ist.

Ich möchte dir danken, dass du mich auf dieser Reise begleitest. Mein Ziel war es, dich darauf aufmerksam zu machen, wie sich unzureichender Schlaf auf das Gehirn auswirken kann. Schlaflosigkeit ist gefährlicher als man glaubt, denn sie wirkt sich negativ auf unsere Gedanken und unser Gedächtnis aus und vermindert unsere kognitiven Fähigkeiten.

Ich hoffe, dass der Leser auf diesen Seiten erfährt, wie sich Schlafmangel auf unsere körperliche Gesundheit auswirkt. Dies betrifft unser Risiko für Diabetes, Fettleibigkeit und Herzkrankheiten, die allesamt auf ein geschwächtes Immunsystem zurückzuführen sind, wenn wir zu wenig schlafen oder nur die Hälfte der von Fachleuten empfohlenen Schlafdauer haben.

Dass wir nicht richtig schlafen, ist oft eine Folge der modernen Welt. Sie ist sehr schnelllebig, und wir gehen davon aus, dass wir so lange wie möglich am Handy oder Tablet kleben müssen, um nichts „Wichtiges“ zu verpassen. Eine solche Einstellung hat eine neue Generation von technologischen Außenseitern hervorgebracht – Menschen, die mit oberflächlichen Gefühlen, sprunghaften Emotionen und schlechtem Humor durchs Leben gehen, was sie an der grundlegendsten Sache hindert, die der Mensch haben muss: Freude.

Ich hoffe aufrichtig, dass du auf diesen Seiten einen Anreiz gefunden hast, etwas in deinem Leben zu ändern. Ich hoffe, dass du einige der von mir vorgestellten Hilfsmittel wie Visualisierungen, Meditation, Yoga und positive Gedanken nutzt, um dich aus der Dunkelheit und dem Versagen zu befreien, in der sich Menschen, die nicht schlafen, häufig wiederfinden. Diese Menschen haben sogar die Fähigkeit verloren, die falschen Überzeugungen auszumerzen, die sie an einem Ort festhalten, an dem sie nicht einmal die einfachsten Ziele erreichen können.

Hier zeige ich dir, dass es möglich ist, deinen Verstand zu hacken, dein Paradigma zu ändern, dein Gehirn neu zu verdrahten und Strategien zu implementieren, die dich auf die nächste Ebene deines Lebens bringen werden. Ein ausgeruhter Geist kann jedes Hindernis überwinden und dich dorthin bringen, wo du hinwillst.

Wenn dir dieses Buch gefallen hat und du über andere Themen lesen möchtest, die mein Leben verändert haben, dann schau dir meine neuen Bücher auf Amazon oder meiner Website an: www.my-mindguide.com.

Lass uns auch über die sozialen Medien in Verbindung bleiben. Bitte sende mir eine Nachricht auf Facebook oder Instagram und halte dich auf dem Laufenden! Du kannst mir auch gerne direkt deine Gedanken mitteilen: gassner@my-mindguide.com. Im Gegenzug schicke ich dir eine wunderschöne Infografik, die du ausschneiden und einrahmen kannst.

Bitte hinterlasse auch eine Rezension auf Amazon, damit ich ein noch breiteres Publikum erreichen kann.

Vielen Dank für deine Zeit, deinen Einblick und deinen unstillbaren Wissensdurst!

Danke an alle meine Kollegen, Kunden, Freunde und Familienmitglieder, die alle dazu beigetragen haben, was und wer ich heute bin.

Ich danke Gabriel Palacios, einem Schweizer Bestsellerautor, dem König der Hypnotherapie. Er hat diesem „alten Fuchs neue Tricks“ beigebracht und mich tief in das Geheimnis der Hypnotherapie eintauchen lassen. Ich habe auf dieser Reise so viel gelernt und bin jetzt selbst ein zertifizierter Master-Hypnose-Coach und Gesprächscoach.

Ich danke den fantastischen Lehrern von SAMYANA/Bali, die mich zu einem zertifizierten Yoga- und Meditationslehrer ausgebildet haben.

Und nicht zuletzt danke ich meinem Meister-Lehrer Eckhard Wunderle, der für mich fast ein Heiliger ist. Er hat mich in die Welt der Meditation eingeführt und mich all die Wunder entdecken lassen, die sie zu bieten hat. Ich könnte nicht stolzer sein, dass ich meine Meditationslehrer-Zertifizierung direkt von ihm am Institut für Spirituelle Psychologie erhalten habe.

Frieden, Liebe und Glück für euch alle – bis zum nächsten Mal!

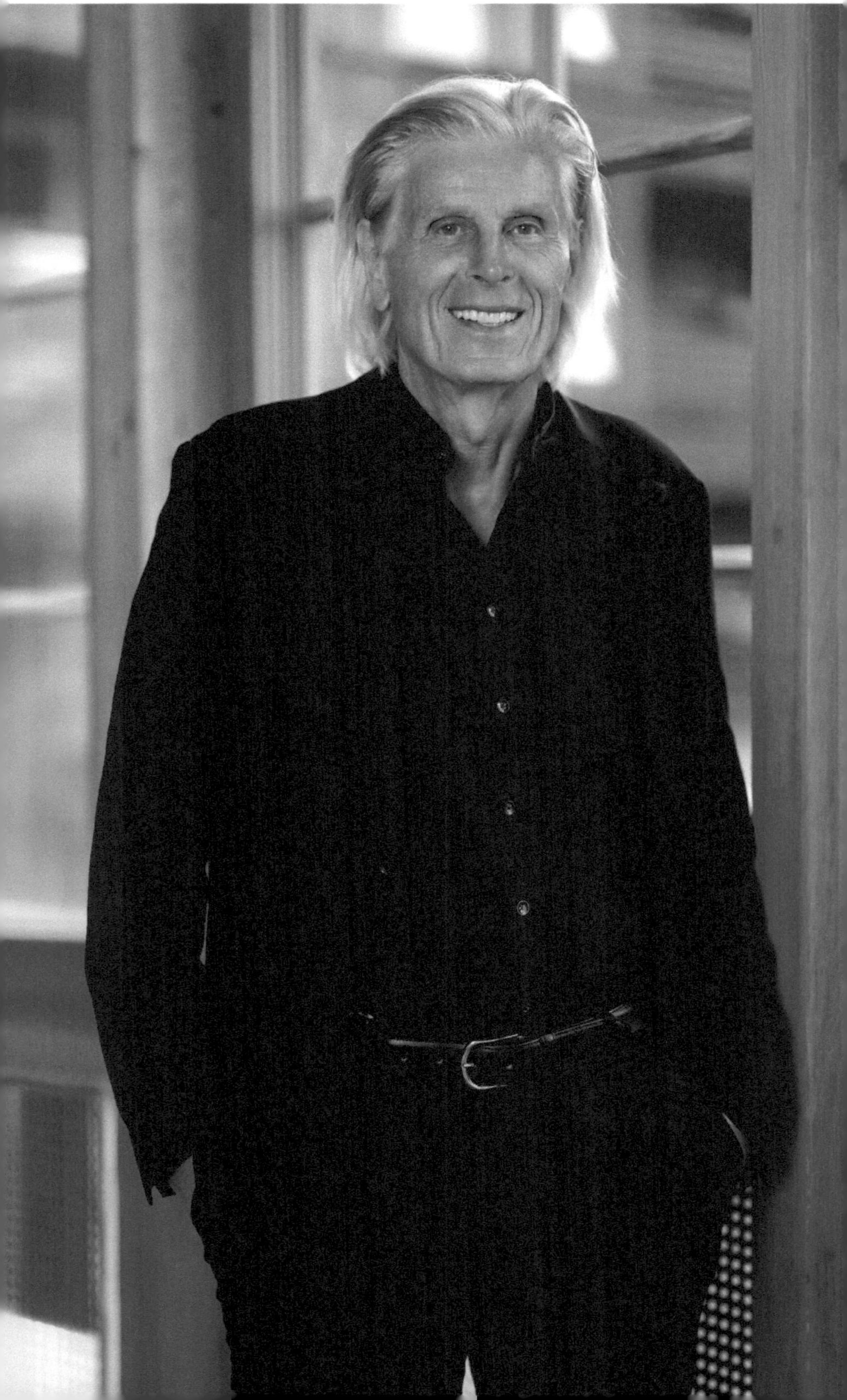

Authors portrait

Kurt Friedrich Gassner has worn many hats throughout his lifetime, including but not limited to serial entrepreneur, Creative Director, Meditation Teacher, Licensed Hypnotherapist, and more recently, self-improvement author. Leveraging his treasure trove of experiences and in-depth knowledge of psychology, he provides his readers with the tools they need to unlock their infinite potential.

As a prolific self-help writer, Kurt has authored the following books: *The Art of Forgiveness*, *Lie or Die*, *Soul-Match*, *Can You Inherit a Poisoned Mind?* and *The Power of Poverty*. He also authored a best-selling children's book in German-speaking countries and has over 20 books underway.

When it comes to enduring success, Kurt understands that financial prosperity isn't the only aspect one should strive for. He may be a self-made millionaire, but what really transformed his life is mastering his unconscious mind. Perseverance, personal power, self-awareness, and learning from past mistakes have all been key ingredients to bringing his dreams to fruition—and he strives to impart that wisdom onto others through his writing.

During his spare time, Kurt Friedrich Gassner is either traveling across the globe, golfing, biking in the Alps, hiking, or spending quality time with his loved ones. For the last 37 years, he has been happily married and he is the father of two successful children. Presently, he resides in both Munich, Germany, and Kirchberg, Austria.

OTHER BOOKS BY THE AUTHOR

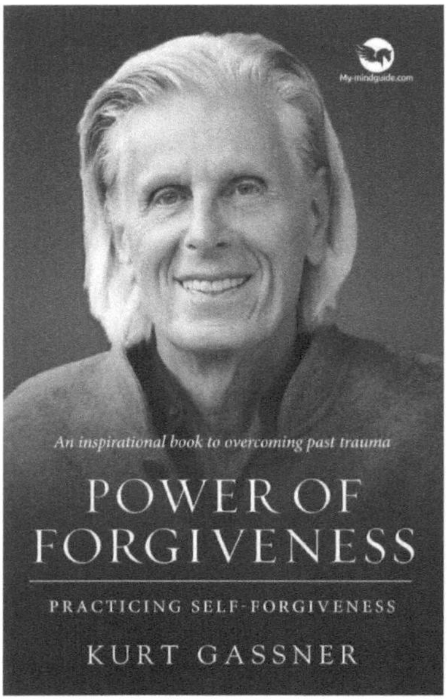

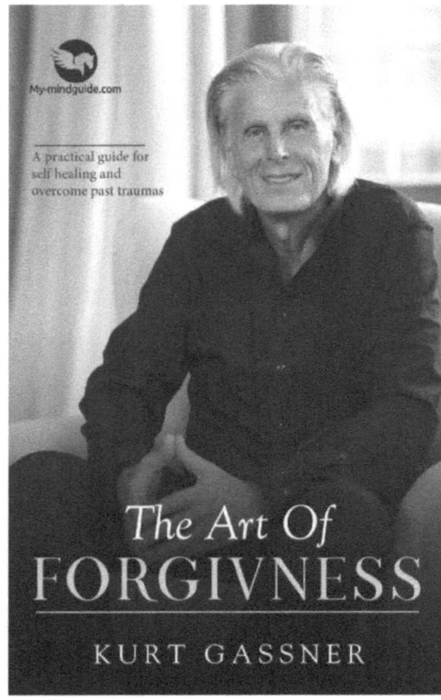

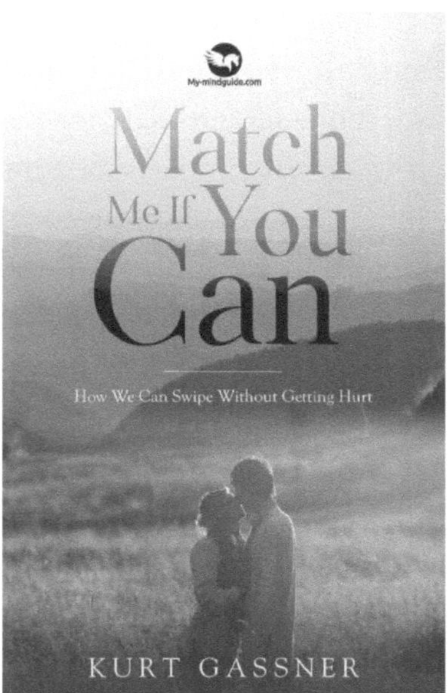

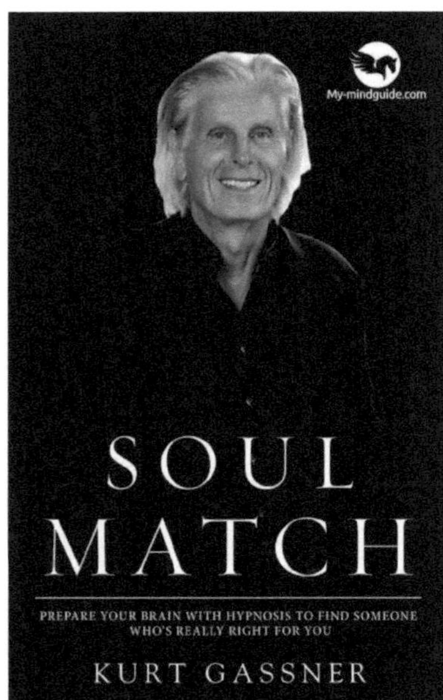

BÜCHER VOM AUTOR IN DEUTSCHER AUSGABE

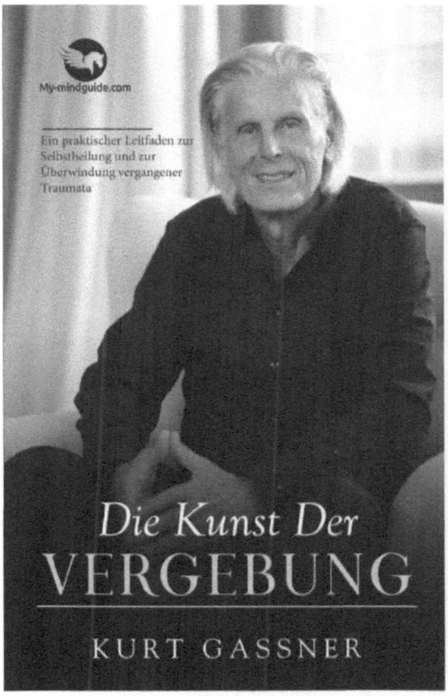

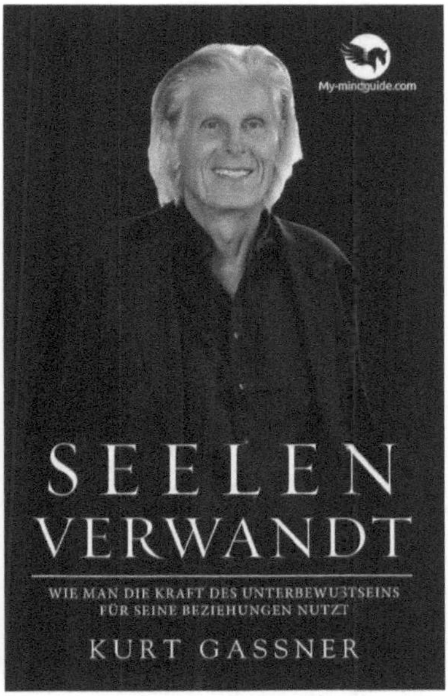

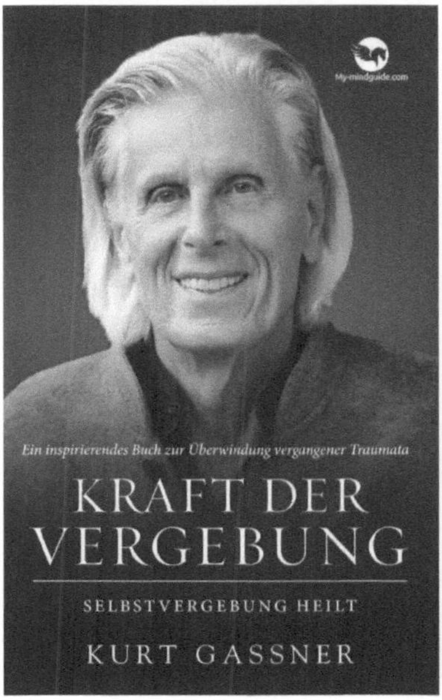

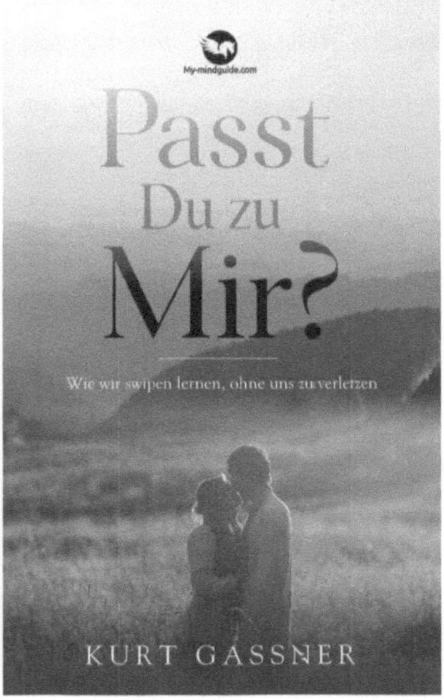

OTHER BOOKS BY THE AUTHOR

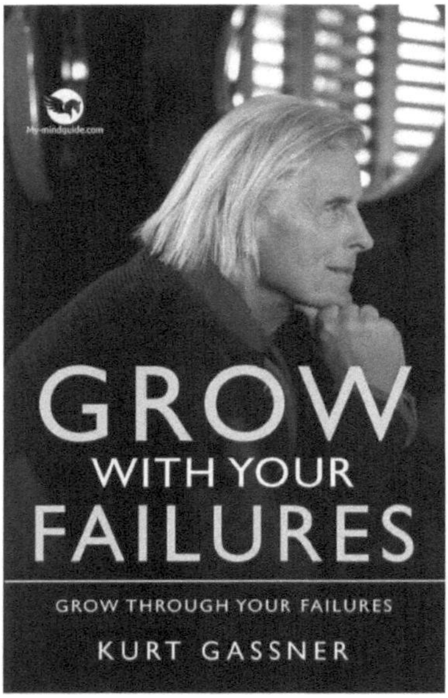

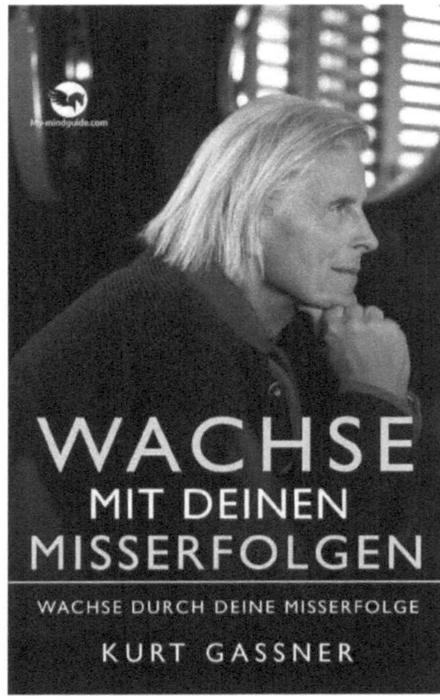

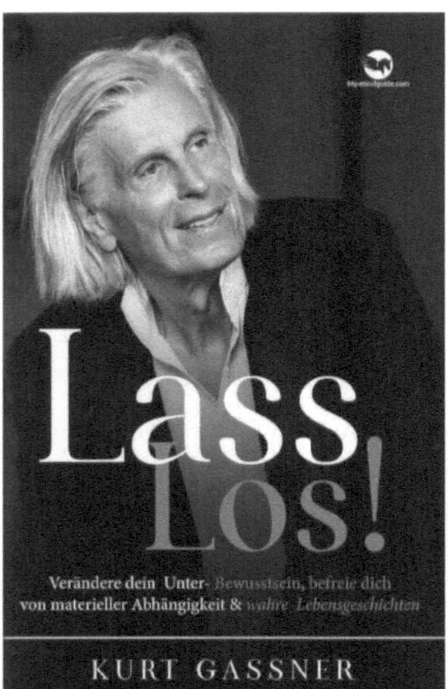

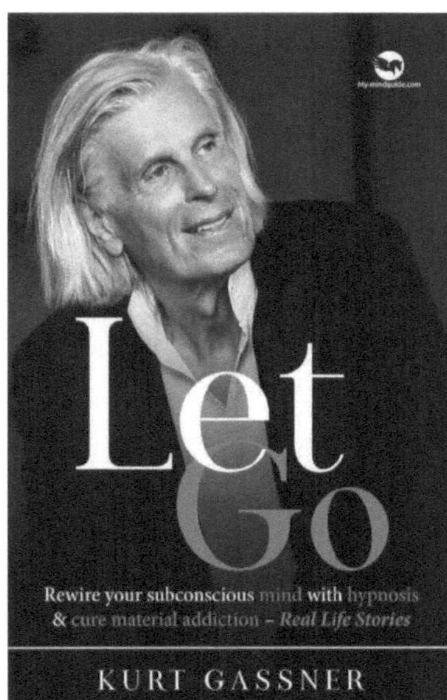

OTHER BOOKS BY THE AUTHOR

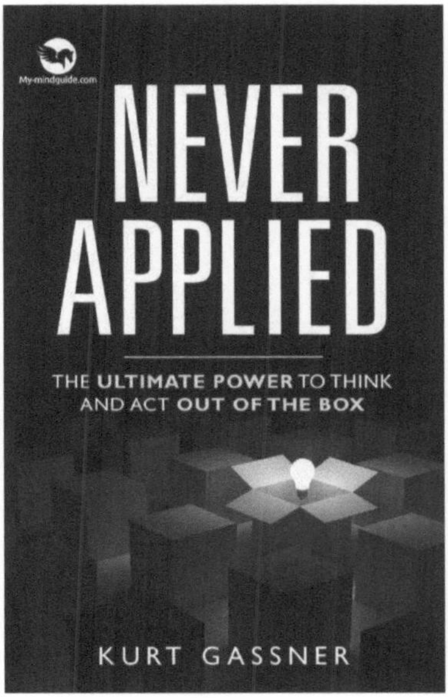

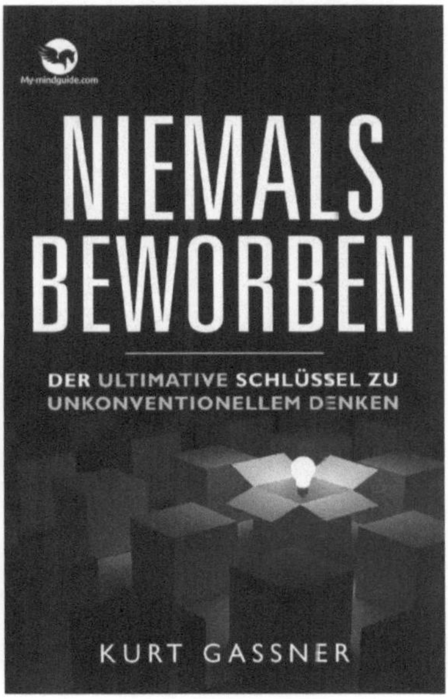

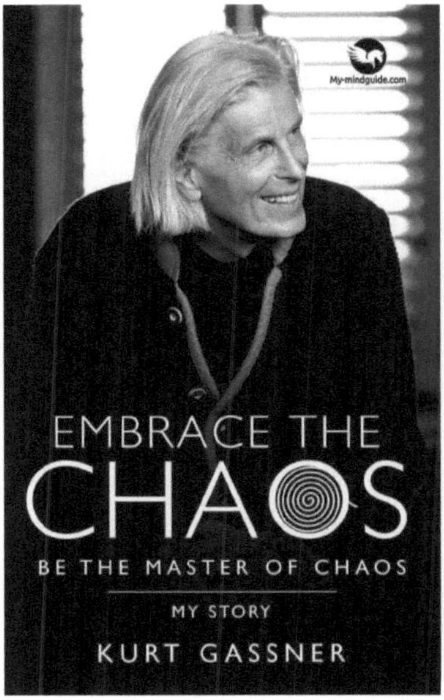

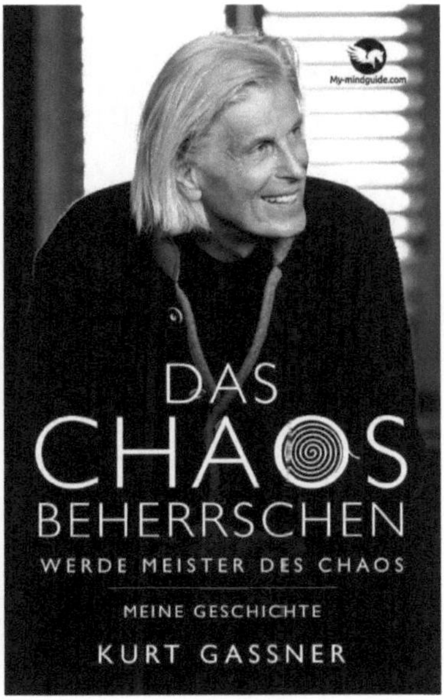

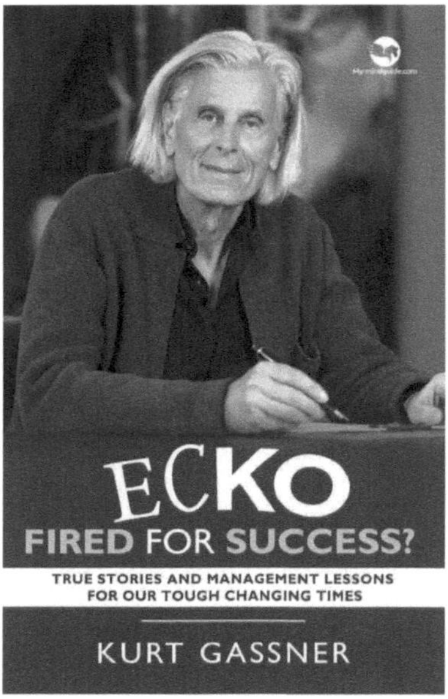
ECKO
FIRED FOR SUCCESS?
TRUE STORIES AND MANAGEMENT LESSONS
FOR OUR TOUGH CHANGING TIMES
KURT GASSNER

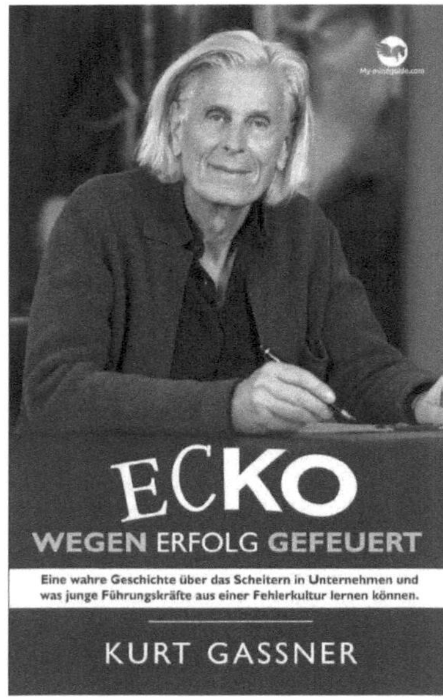
ECKO
WEGEN ERFOLG GEFEUERT
Eine wahre Geschichte über das Scheitern in Unternehmen und
was junge Führungskräfte aus einer Fehlerkultur lernen können.
KURT GASSNER

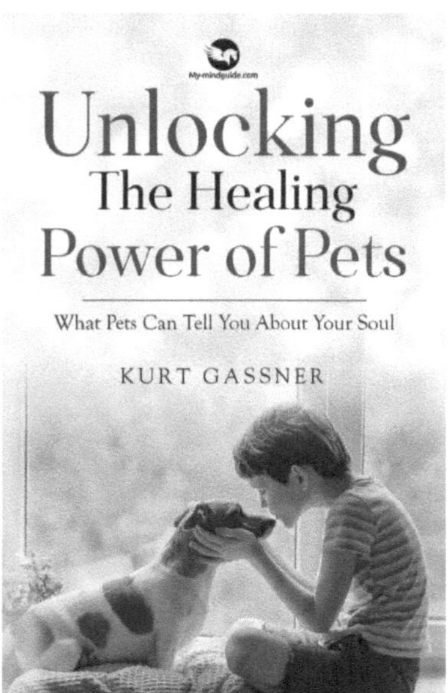
Unlocking
The Healing
Power of Pets
What Pets Can Tell You About Your Soul
KURT GASSNER

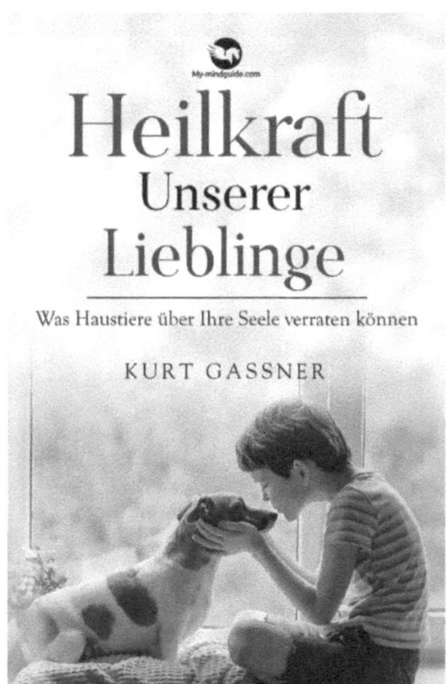
Heilkraft
Unserer
Lieblinge
Was Haustiere über Ihre Seele verraten können
KURT GASSNER

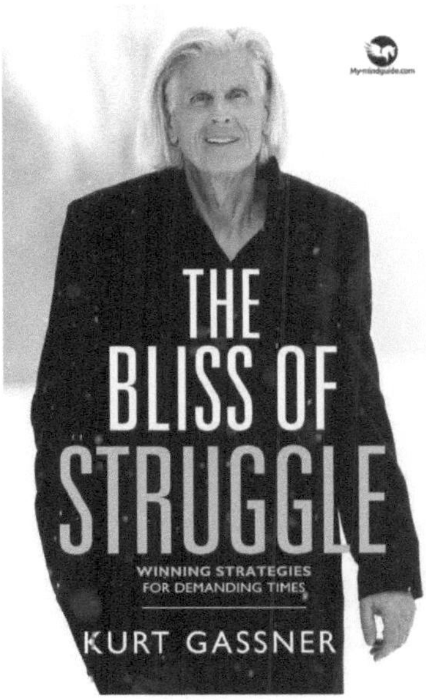
My-mindguide.com
THE BLISS OF STRUGGLE
WINNING STRATEGIES FOR DEMANDING TIMES
KURT GASSNER
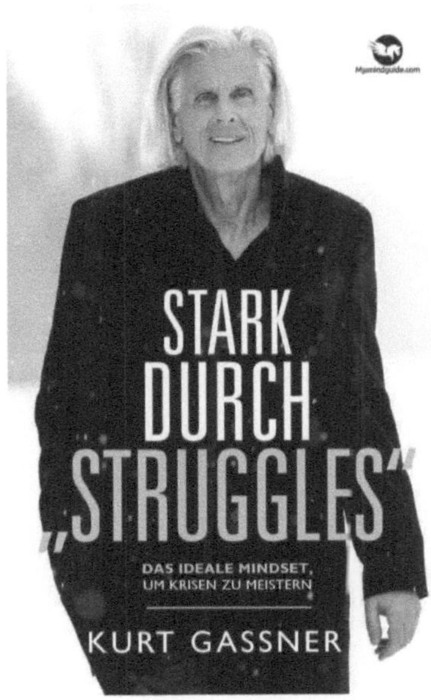
My-mindguide.com
STARK DURCH „STRUGGLES"
DAS IDEALE MINDSET, UM KRISEN ZU MEISTERN
KURT GASSNER
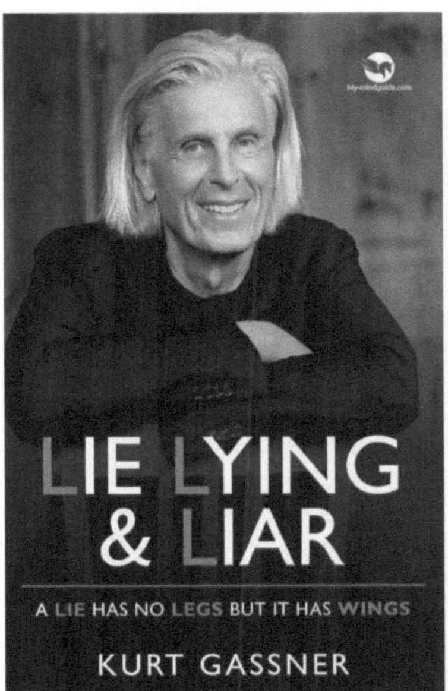
My-mindguide.com
LIE LYING & LIAR
A LIE HAS NO LEGS BUT IT HAS WINGS
KURT GASSNER
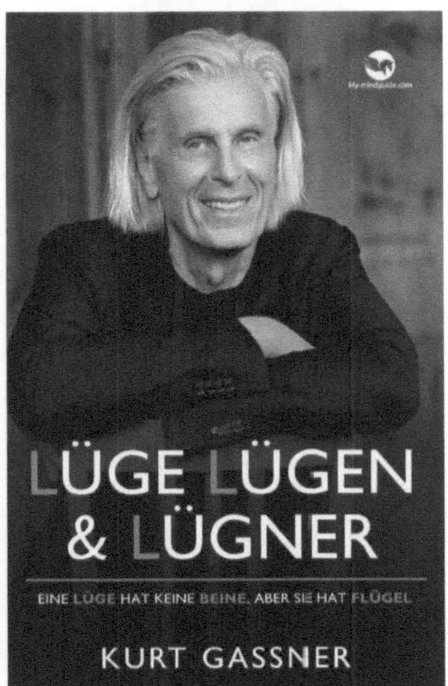
My-mindguide.com
LÜGE LÜGEN & LÜGNER
EINE LÜGE HAT KEINE BEINE, ABER SIE HAT FLÜGEL
KURT GASSNER

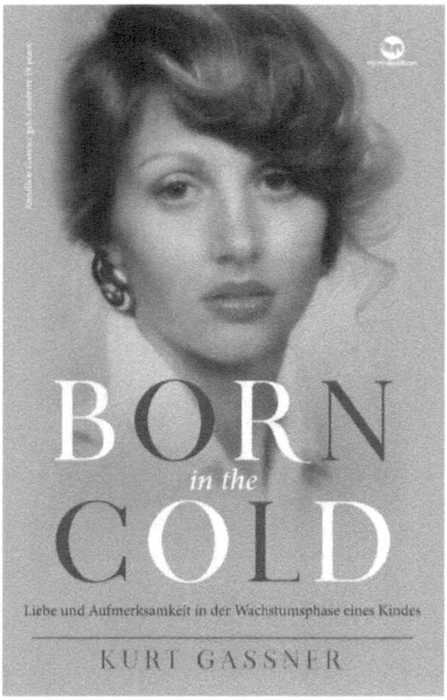
BORN
in the
COLD
Liebe und Aufmerksamkeit in der Wachstumsphase eines Kindes
KURT GASSNER

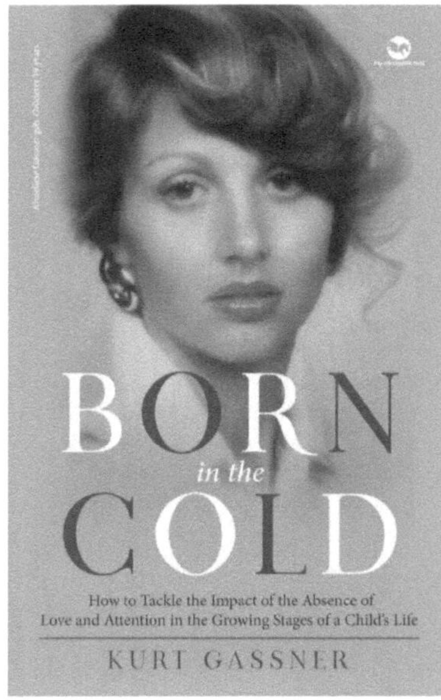
BORN
in the
COLD
How to Tackle the Impact of the Absence of
Love and Attention in the Growing Stages of a Child's Life
KURT GASSNER

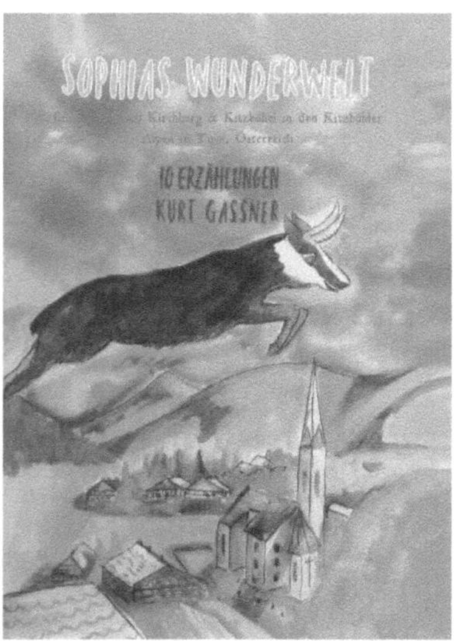
SOPHIAS WUNDERWELT
10 ERZÄHLUNGEN
KURT GASSNER

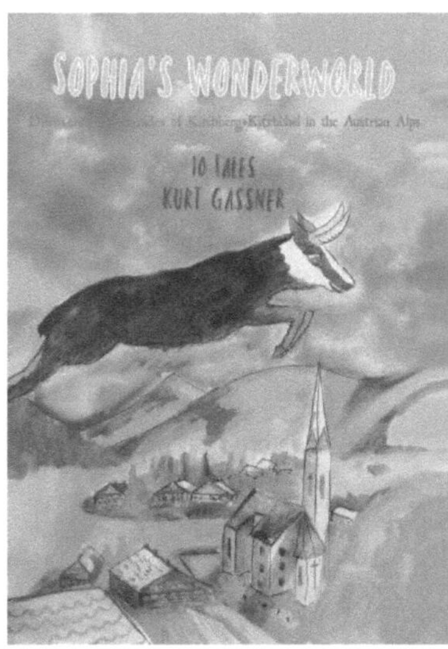
SOPHIA'S WONDERWORLD
10 TALES
KURT GASSNER

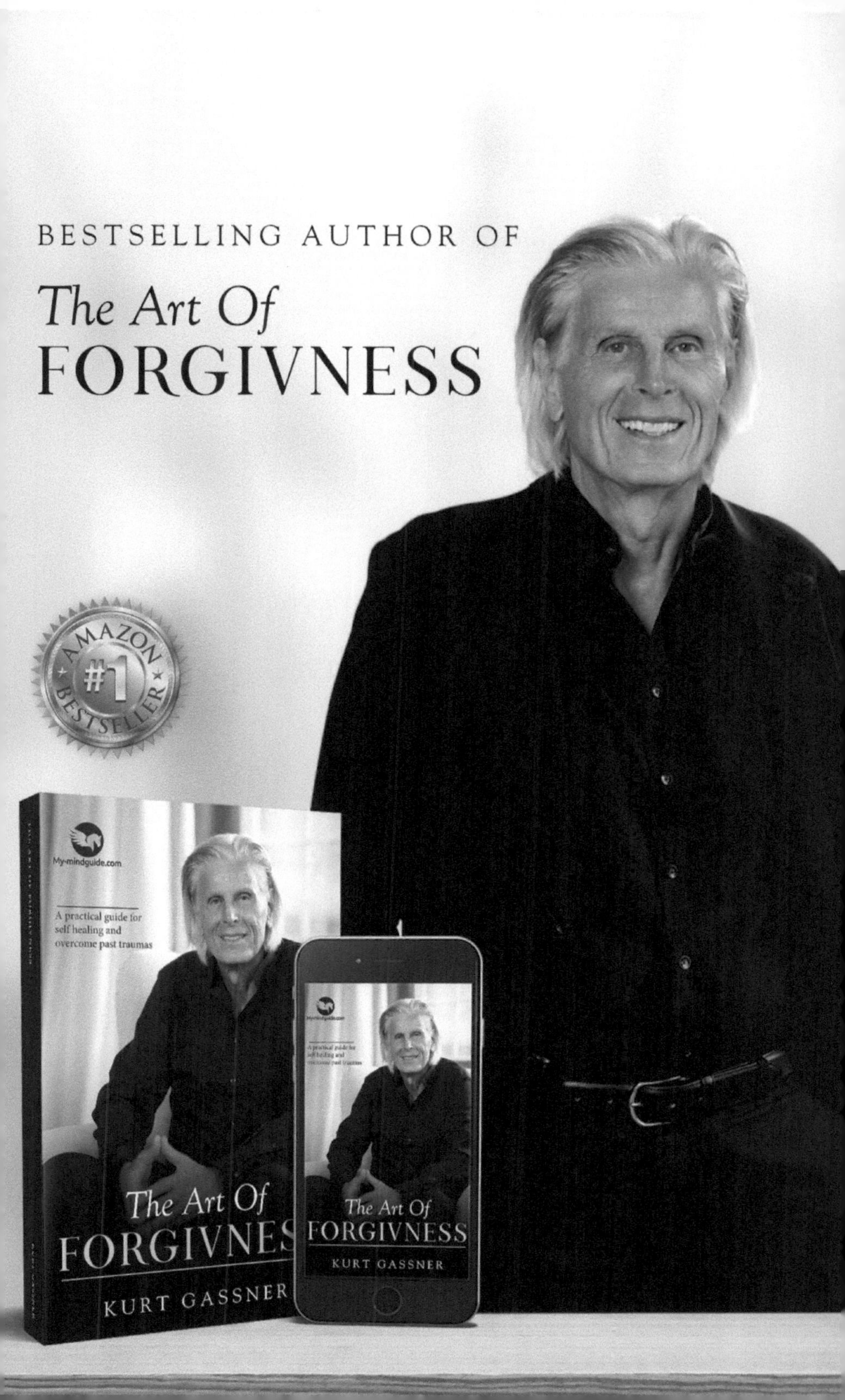
BESTSELLING AUTHOR OF
The Art Of
FORGIVNESS
AMAZON #1 BESTSELLER
My-mindguide.com
A practical guide for
self healing and
overcome past traumas
The Art Of
FORGIVNESS
KURT GASSNER
The Art Of
FORGIVNESS
KURT GASSNER

See me also on Wikipedia

https://en.wikipedia.org/wiki/Kurt_Gassner